职业技术·职业资格培训教材

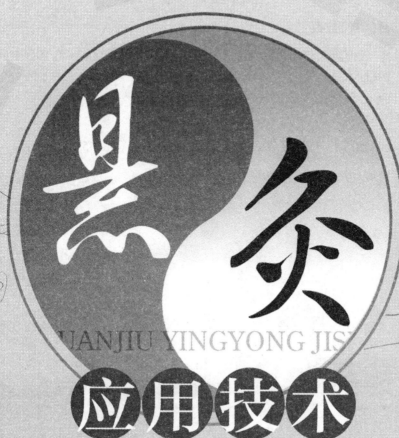

罐灸

GUANJIU YINGYONG JISHU

应用技术

主　编　曹银燕

编　者　莫苏金　陈春

主　审　葛林宝

中国劳动社会保障出版社

图书在版编目(CIP)数据

悬灸应用技术/人力资源和社会保障部教材办公室等组织编写. —北京：中国劳动社会保障出版社，2014

1+X 职业技术·职业资格培训教材

ISBN 978-7-5167-1436-2

Ⅰ.①悬…　Ⅱ.①人…　Ⅲ.①艾灸-职业培训-教材　Ⅳ.①R245.81

中国版本图书馆 CIP 数据核字(2014)第 233595 号

中国劳动社会保障出版社出版发行

(北京市惠新东街1号　邮政编码：100029)

*

北京市艺辉印刷有限公司印刷装订　新华书店经销

787毫米×1092毫米　16开本　10.5印张　191千字

2014年10月第1版　2024年4月第6次印刷

定价：25.00元

营销中心电话：400-606-6496

出版社网址：http://www.class.com.cn

内 容 简 介

　　本教材由人力资源和社会保障部教材办公室、中国就业培训技术指导中心上海分中心、上海市职业技能鉴定中心依据上海 1 + X 悬灸保健技术职业技能鉴定细目组织编写。教材从强化培养操作技能，掌握实用技术的角度出发，较好地体现了当前最新的实用知识与操作技术，对于提高悬灸师基本素质，掌握悬灸保健技术的核心知识与技能有直接的帮助和指导作用。

　　本教材在编写中根据本职业的工作特点，以能力培养为根本出发点，采用模块化的编写方式。全书分为 8 章，内容包括：悬灸概述、悬灸从业人员职业要求、中医基础、西医基础、经络检测仪的原理及使用、悬灸应用操作技术、悬灸调理躯体亚健康方案、悬灸调理心理亚健康方案等。

　　本教材可作为悬灸保健技术职业技能培训与鉴定考核教材，也可供全国中、高等院校相关专业师生参考使用，以及本职业从业人员培训使用。

前　言

　　职业培训制度的积极推进，尤其是职业资格证书制度的推行，为广大劳动者系统地学习相关职业的知识和技能，提高就业能力、工作能力和职业转换能力提供了可能，同时也为企业选择适应生产需要的合格劳动者提供了依据。

　　随着我国科学技术的飞速发展和产业结构的不断调整，各种新兴职业应运而生，传统职业中也愈来愈多、愈来愈快地融进了各种新知识、新技术和新工艺。因此，加快培养合格的、适应现代化建设要求的高技能人才就显得尤为迫切。近年来，上海市在加快高技能人才建设方面进行了有益的探索，积累了丰富而宝贵的经验。为优化人力资源结构，加快高技能人才队伍建设，上海市人力资源和社会保障局在提升职业标准、完善技能鉴定方面做了积极的探索和尝试，推出了 1＋X 培训与鉴定模式。1＋X 中的 1 代表国家职业标准，X 是为适应经济发展的需要，对职业的部分知识和技能要求进行的扩充和更新。随着经济发展和技术进步，X 将不断被赋予新的内涵，不断得到深化和提升。

　　上海市 1＋X 培训与鉴定模式，得到了国家人力资源和社会保障部的支持和肯定。为配合上海市开展的 1＋X 培训与鉴定的需要，人力资源和社会保障部教材办公室、中国就业培训技术指导中心上海分中心、上海市职业技能鉴定中心联合组织有关方面的专家、技术人员共同编写了职业技术·职业资格培训系列教材。

　　职业技术·职业资格培训教材严格按照 1＋X 鉴定考核细目进行编写，教材内容充分反映了当前从事职业活动所需要的核心知识与技能，较好地体现了适用性、先进性与前瞻性。聘请编写 1＋X 鉴定考核细目的专家，以及相关行业的专家参与教材的编审工作，保证了教材内容的科学性及与鉴定考核细目以及题库的紧密衔接。

　　职业技术·职业资格培训教材突出了适应职业技能培训的特色，使读者通过学习与培训，不仅有助于通过鉴定考核，而且能够有针对性地进行系统学习，真正掌握本职业的核心技术与操作技能，从而实现从懂得了什么到会做什么的飞跃。

职业技术·职业资格培训教材立足于国家职业标准，也可为全国其他省市开展新职业、新技术职业培训和鉴定考核，以及高技能人才培养提供借鉴或参考。

新教材的编写是一项探索性工作，由于时间紧迫，不足之处在所难免，欢迎各使用单位及个人对教材提出宝贵意见和建议，以便教材修订时补充更正。

人力资源和社会保障部教材办公室

中国就业培训技术指导中心上海分中心

上 海 市 职 业 技 能 鉴 定 中 心

编者的话

灸法有着相当长的历史，是我们中华民族独特而古老的非药物疗法之一，是针灸学的重要组成部分。先人们在用火的过程中，可能因偶尔不慎创伤，结果却使身体另外一部分的病痛得到意外的减轻或痊愈，多次重复体验，便主动地以烧灼之法来治疗一些病痛，逐渐产生了灸疗法。

目前，发现最早的医学书籍是我国湖南长沙马王堆出土的汉代帛书中的《足臂十一脉灸经》和《阴阳十一脉灸经》，据考证距今有2 300年。故灸法在我国的普遍应用至少在2 300年以上，其产生早于方药，也早于针灸。我国第一部中医著作《黄帝内经》更是把灸疗作为一个重要的内容进行了系统介绍，强调"针所不为，灸之所宜""凡药之不收，针之不到，必须灸之"。

我们在20世纪90年代起，看到现代人群的疾病谱已经起了变化，功能性疾病明显增多，亚健康人群急剧上升，而且药物的副作用日益显现。随着人们生活水平的不断提高，人们不仅要防病治病，还要健康长寿。为了适应这一社会需求，在传承和挖掘博大精深的华夏中医文化的基础上，灸法引起了我们的注意，但我们发现远古各时期发展起来的各种传统灸法在实际运用中都会产生不同程度的灼痛感，甚至还会留下疤痕，这是为现代人所难以接受的。如何对先人留下的中医灸法进行继承和创新就成了摆在我们面前的新课题。于是我带领创业团队经过不断地探索，在温和灸的基础上创新手法和操作流程，经过反复实践和不断总结，提出了"悬灸"这一新的理念和方法。

创新后的悬灸不借助任何灸器，采用了左手按穴，右手持特制配方的艾条在体表穴位上悬空施灸的操作方法，在悬灸中通过左右手的密切配合，指法得当，选穴准确，将艾徐徐渗入经络深处，起到扶正祛邪、平衡阴阳、防病保健的效果。更值得一提的是，悬灸在调理过程中完全无创，并能给顾客以一种温馨的享受，适合各年龄层次、各类体质的男女老少，颇受大家的欢迎。

自1999年起，在经过五年的实践后，于2003年9月成立了由上海针灸学会理事长、中医文献馆馆长——张仁主任医师任组长的悬灸专家论证团，成员包括：上海中医药大学针推学院院长沈雪勇教授、上海市针灸学会常务理事兼秘书长、上海市中医医院针灸科单永华主任医师，上海市针灸学会理事、文献专业委员会主任委员、上海市针灸经络研究所刘立公研究员，上海市针灸学会理事、临床专业委员会副主任委员、上海中医药大学附属岳阳医院针灸科张中一主任医师。专家论证团对"悬灸对保健美容的作用与前景"进行了论证，结论是"悬灸属传统灸法中的艾条温和灸法。本法是对灸法的继承和推广。对改善身体亚健康状态的保健效果较为可靠，方法安全，操作简便"，并提出以下建议："一是悬灸适用于亚健康人群及机体的保健美容。二是悬灸操作者宜加强中医基础理论及施灸技能的培训。三是在完善悬灸技术不断规范的基础上，逐步推广应用。"

经专家论证后，我们对悬灸技术进行了更广泛的实践和应用，不断完善悬灸技术质量标准和培训体系，并制定了悬灸操作人员技术等级的认证标准。将一项原定于保健美容的技能，经过系统培训、操作规范、岗位定级等几个层面的工作及努力推广，已提升为一项能对六十多种亚健康症状进行调理，并能在人群中广泛运用于养生、保健、调治的应用技术。自2012年原针灸研究所所长——葛林宝研究员担任悬灸研究所的学术顾问以来，在学术上帮助我们将悬灸实践从案例向中医学术的深度和广度进行总结，使我们对此项技能的作用原理的理解，尤其是对手法和效果之间的关系、操作流程、对效果的影响程度、每次要灸几个穴位、每个穴位的灸量如何掌握等方面有了更进一步的认识，并连续两年带领悬灸行业从业人员召开全国范围的悬灸技术交流和学术研讨会，对悬灸技术不断进行总结和推广，同时不断赋予了"悬灸"更新的学术内涵，技术规范，扩大了应用范围，使悬灸得到了更新的发展。

悬灸是一种对人体毫无创伤，无任何副作用，适用范围广，环境要求不高的应用技术。经过多年的沉淀，悬灸已成为目前健康产业中蓬勃发展而起的重要项目之一，但由于缺乏规范的管理，很多从业者没有经过专业的培训即挂起"悬灸养生"的招牌，而其中的操作流程及技术标准根本无章可循。这对悬灸应用技术的正确推广将会带来很多负面效应。此教材的出版将会起到规范操作、规范管理，引领悬灸行业向专业化发展的重要作用。

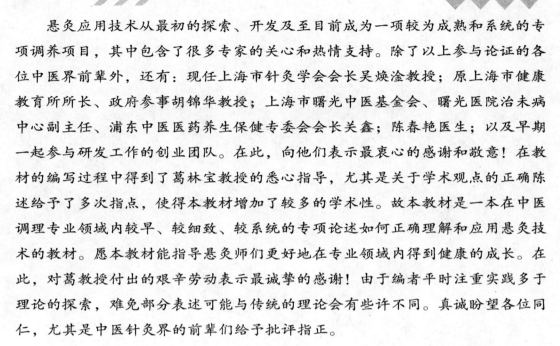

　　悬灸应用技术从最初的探索、开发及至目前成为一项较为成熟和系统的专项调养项目，其中包含了很多专家的关心和热情支持。除了以上参与论证的各位中医界前辈外，还有：现任上海市针灸学会会长吴焕淦教授；原上海市健康教育所所长、政府参事胡锦华教授；上海市曙光中医基金会、曙光医院治未病中心副主任、浦东中医医药养生保健专委会会长关鑫；陈春艳医生；以及早期一起参与研发工作的创业团队。在此，向他们表示最衷心的感谢和敬意！在教材的编写过程中得到了葛林宝教授的悉心指导，尤其是关于学术观点的正确陈述给予了多次指点，使得本教材增加了较多的学术性。故本教材是一本在中医调理专业领域内较早、较细致、较系统的专项论述如何正确理解和应用悬灸技术的教材。愿本教材能指导悬灸师们更好地在专业领域内得到健康的成长。在此，对葛教授付出的艰辛劳动表示最诚挚的感谢！由于编者平时注重实践多于理论的探索，难免部分表述可能与传统的理论会有些许不同。真诚盼望各位同仁，尤其是中医针灸界的前辈们给予批评指正。

　　　　　　　　　　　　　　　　　　　　　　　曹银燕

目　录

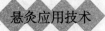
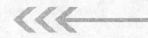

1

第 1 章

悬灸概述

引导语

现代悬灸应用技术是在灸法中的温和灸的基础上发展起来的，但技术操作的主要核心是左手按穴、右手持艾，在皮肤穴位的上面悬空而灸。悬灸因安全、无创伤、温馨、有效而适合被各类体质及各年龄段的男女老少用来调理身心、强健体魄。通过大量实践证明，悬灸对调理现代人的亚健康状态有独特的功效，深受人们的喜爱，得到了很好的推广和发展。

本章详细介绍了悬灸的定义、特点、功效、适用人群及其现代研究。

第1节 悬灸发展简史

一、悬灸的定义

悬灸是一项适合男女老少及各种体质人群的中医外调应用技术，它是源于传统艾灸，但经过了操作手法的创新，不用任何灸器，仅以左手按穴、右手持特别的艾条，在皮肤表面穴位三寸以上悬空而灸。悬灸时，皮肤表面不潮红、不灼热，体内无燥感，但能使不同的身体状况的被灸者，清晰地感受到酸、麻、胀、痛、凉、热等灸感，同时也能让施灸者得到感应，使其准确掌握灸量。悬灸因其安全、温馨、无创伤、有效而深受广大民众的喜爱，在养生保健日益受到重视的今天，"悬灸"这种调理技术正日益发挥着它的实用价值。

二、灸法的概述

现代人所认识的"针灸"在中医范畴内是两个完全不同的概念，它们同属针灸学，但又有各自的学名，一为"针"法、二为"灸"法，此处介绍的是"灸"法。

灸法的种类很多，经古今实践证明艾灸法是所有灸法中最有效果的一种。灸材以艾叶为主（或辅以其他中药），做成艾条燃烧后产生温热，直接或间接地作用于人体穴位，通过神经—体液系统传递并补给人体细胞所需的能量，从而促使人体恢复自我修复能力，以达到调理身心、保健养生的目的。因此，如何准确地定位且定量地给人体细胞输入所需的能量，是现代人要研究的"灸"法。

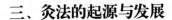

三、灸法的起源与发展

1. 灸法的起源

悬灸是不断对灸法进行总结发展而形成的。灸法历史悠久，是我们中华民族独创的古老的外治法之一。古人因偶然用火不慎灼伤身体局部，结果却发现火能减轻人体的某些伤痛，之后经过多次重复体验，便开始主动地以烧灼法来治疗一些病痛，由此逐渐产生了灸法。

目前发现最早的医学书籍是在我国湖南长沙马王堆出土的汉代帛书《足臂十一脉灸经》和《阴阳十一脉灸经》，书中专门讲述了灸法的应用，另在《五十二病方》中也有灸法的描述。

产生于秦汉之际的我国第一部中医著作《黄帝内经》，更是把灸法作为一个重要的内容进行系统介绍，强调"针所不为，灸之所宜"。

2. 灸法的发展

灸法在我国两晋南北朝至唐宋时期最为兴盛。这一时期，有几位著名的强调灸疗的医家，一位是晋代的葛洪，他在《肘后备急方》中收集了大量当时及前人行之有效而又简便易行的灸法处方，全书共有针灸处方 109 条，而灸法处方就占 94 条之多，他的夫人鲍姑还是我国历史上第一位女灸师；另一位是唐代名医孙思邈，在其著作《备急千金要方》和《千金翼方》之中，不仅记载了大量灸法的内容，还首先提到用灸法来预防疾病。

到唐宋时期，由于灸法的普及，出现了以施行灸法为业的灸师。宋代画家李唐还专门画了指导灸师具体操作的《灸艾图》。除灸师专门掌握施灸技术外，当时民间百姓也热衷于此法，著名诗人白居易曾写下了"至今村女面，烧灼成瘢痕"的诗句。不仅平民如此，连帝王也掌握这一手，宋朝时，宋太宗得了疾病，当皇帝的哥哥宋太祖"往视之，亲为灼艾"。这些都说明了灸法在唐宋之际流传之广。《扁鹊心法》指出："人于无病时，常灸关元、气海、命门、中脘，虽未得长生，亦可保百余年寿矣"。可见，当时的人们不仅用灸法治疗疾病，而且用灸法来延年益寿。

明代是中国针灸疗法发展的高峰时期，灸法得到很大的发展，并且产生了艾条灸。艾条灸可以认为是悬灸的雏形。

到了清代中后期，由于统治者的偏见，灸法受到了限制。清代道光皇帝在他继位的第二年，就要求太医院等官方机构废止针灸。但是，由于灸法简便易行、安全有效、经济实用，深受黎民百姓的欢迎，故在民间一直广为流传，灸法不但得到了保存，而且还得到了进一步的发展。

近年来，由于"中西医结合"思想的推广，灸法这一古老的技术在文献整理、原理研究、工具发展等方面焕发出新的活力。这些成果凝聚了广大灸法工作者的智慧和经验，是实践和理论相互锤炼的产物。

四、古代常用灸法

艾柱灸分艾柱直接灸（亦称着肤灸）和间接灸（亦称隔物灸）两大类。

所谓艾柱，是指将艾绒团成圆锥形（或牛角形）或纺锤形等多种形状，现代以上尖下平的圆锥艾柱最为常用。

1. 直接灸

直接灸是将艾柱直接放在穴位皮肤上施灸的一种方法，古代称明灸或着肉灸。

宋代以前的灸法，主要是以直接灸为主，因此被灸者有明显的疼痛感，而且灸后留有疤痕。

2. 间接灸

明代开始产生了间接灸，间接灸又称隔物灸，如用姜、蒜、盐等物置于艾柱和穴位之间，艾柱不与皮肤直接接触，故称间接灸。灸治过程中被灸者感到舒适，灸后不留疤痕，避免了直接灸的副作用，而又有灸法的功效。

（1）隔姜灸（见图1—1）。生姜味辛性温，入脾、肺二经，发表除寒温中止呕、化痰散逆，可调理中焦腹痛，适用于一切虚性寒症，如腹泻、痛经、不孕、呕吐等症。

（2）隔蒜灸。蒜味辛温有小毒，虽气味臭烈但能避邪开窍，入脾胃，散寒邪，温通气血，消食化积，健脾和胃等。

（3）隔盐灸（见图1—2）。将食盐炒热，取适量充填入脐部（一般填平脐孔即可），艾灸时借食盐烤热所形成的温热，可温经散寒。

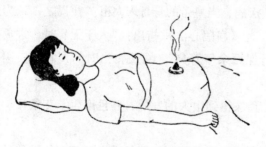

图1—1　隔姜灸

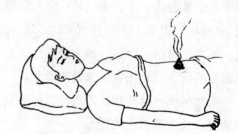

图1—2　隔盐灸

3. 艾条灸

明代是针灸学发展的高峰，在继承前人灸法的基础上产生了艾条灸，并依据症状不同形成了不同的艾条灸法，包括温和灸、回旋灸和雀啄灸，这些直到现在仍是最主要的灸法。

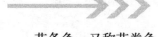

艾条灸，又称艾卷灸，是指用纸包裹艾绒卷成长圆筒状，一端点燃后，在穴位上方悬空施灸的一种方法。艾条可分为单纯艾条和药物艾条两类。纯艾条，亦称清艾条，指单纯用艾绒放在细棉纸中卷制而成。药物艾条，又称药艾条，即在艾绒中加入药末后卷制而成。

（1）温和灸（见图1—3）。它是指将艾条一端点燃后与施灸部位的皮肤保持一定距离，在施灸过程中使被灸者感到温热舒适而无灼痛感的一种艾条灸法。

（2）回旋灸（见图1—4）。它是将燃着的艾条在穴位上方作往返回旋移动的一种艾条灸法。

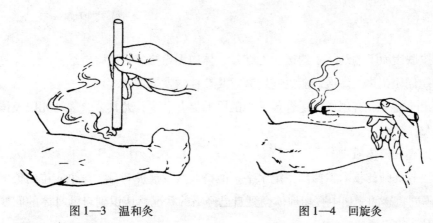

图1—3　温和灸　　　　　　　　　　　图1—4　回旋灸

（3）雀啄灸（见图1—5）。它是近代针灸学家总结出来的一种艾条灸法，是指将艾条燃着端对准穴位一起一落地进行施灸。施灸动作类似麻雀啄食而得名。

4. 温灸器灸法

温灸器灸是用特制的灸器盛放点燃的艾绒或艾条在穴位或者特定部位上进行慰灸或熏灸的一种方法。目前常用的有温筒灸和温盒灸。

（1）温筒灸（见图1—6a）。温筒灸即筒式灸，筒是由一种特制的金属材料制成，筒内装艾绒或掺药艾绒，点燃即可。热力及药性可由筒底许多小散热孔向穴位透发。

（2）温盒灸（见图1—6b）。温盒灸即盒式灸，盒以木质为料，常制成长方形或正方形两类木盒，盒内有一距离3~4 cm的铁窗纱，以便放点燃的艾条，置于点燃的艾条后盖好盖即可用于灸。

五、现代悬灸

现代悬灸应用技术是在灸法中温和灸的基础上发展起来的，与普通温和灸相比有以下几个特点：

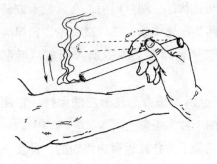

图1—5 雀啄灸

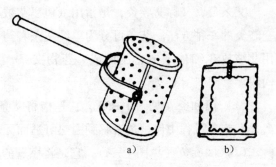

图1—6 温灸器灸法的器具
a）温筒 b）温盒

（1）皮肤表面不潮红、不灼烫、无红晕，体内无燥热感、温馨舒适。

（2）能促使艾热的渗透，能更好地激发艾在体内发挥功效。

（3）由于完全没有创伤，适合各种年龄段的男女老少，尤其适合婴幼儿以及体质极度虚弱的老人。

（4）适合任何体质。

（5）当悬灸师的技术掌握到一定水平，能持久激发被灸者身上每个穴位的灸感，可使被灸者从不同灸感的变化中真切地体会到自己经络的状况，认识到自己身体的问题，从而进行有针对性的调理。

（6）当施灸技术娴熟时，左手按穴可以清楚地感受到被灸者体内的气虚、气滞、邪气太盛等气血不流畅的状况。

（7）悬灸师可通过调整左手按穴的力度和右手持艾的高度距离，因人而异地掌握补、泻及灸量。避免过度泻阳或补阳过盛。

（8）根据调理的需求，可将艾热分成浅、中、深三层逐层推进。

第2节　悬灸的功效及适宜人群

一、悬灸的功效

1. 补益阳气

现代人多因少睡、晚睡，劳累过度，耗气自损，呈阳气虚弱者多见。悬灸可直接补

阳，改善畏寒、腰酸、关节酸软、自汗、失眠多梦、遗尿等症。

2. 调整阴阳

阴阳不平衡是人体的万病之源，悬灸通过穴位直接给人体组织细胞送入所需的能量，直接补虚泻实以达到体内阴阳平衡，有病调治、无病调养。

3. 温经散寒

寒邪入侵人体，必导致经络瘀阻，古语云"不通则痛"，痛症多为"寒之过"。艾有温辛功效，艾热透过穴位，将艾送入经络，能有效起到祛寒祛湿的作用，当寒湿以冷水、冷汗的形式排出体外的时候，各种痛症，如痛经、胃痛、四肢关节痛、腰背痛、甚至癌痛均可缓解和消失。

4. 行气通络

气虚、气滞、气机紊乱均会导致人大口叹气、嗳气、腹胀、排气不畅等症状。寒湿浸润、脑梗、中风后导致湿阻经络，行动不便。悬灸可以通过补气、理气、祛除邪气、除疫湿、疲软等作用，帮助恢复体内的气机通畅，以改善和消除以上一系列症状。

5. 消瘀散法

各种良性肿块，如乳房小叶增生、纤维瘤、子宫肌瘤、卵巢囊肿、各种结石等，都可以通过补气来增加气化作用，作为消除肿块的辅助手段。

6. 防病养生

《千金方》述："凡宦游吴蜀，体上常须三两灸之，勿令疮暂瘥，则彰痫、温疟、毒气不能着人。"平时常灸命门、关元、足三里，可很好地激发人体正气，守住元气，增强免疫力，起到养生、延年益寿的作用。

7. 美容美体

脸部有斑均为人体五脏毒素亢盛，体型肥胖均为体内垃圾无法代谢。悬灸可以提升人体排毒系统的功能，使体内垃圾得到气化，以祛除浊气的形式排出体外，使面色白净、红润、体态苗条，保持正常体重。

二、悬灸的适宜人群

（1）胎儿期：如胎位不正，可用悬灸纠正胎位，而致正常入盆。

（2）婴幼儿期：由于完全无创伤，无不适感，很适合此类人群，适用于腹泻、感冒等。

（3）儿童期：适用于发育不良，视力欠佳（近视或远视、散光）、多动症、智力发育缓慢、过敏体质（湿疹、哮喘）、脾胃功能紊乱等。

（4）青春期：适用于青春期痤疮，月经周期不稳定，便秘，心理压力增加，睡眠情况

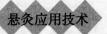 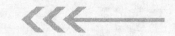

紊乱，个子增长缓慢，乳房发育不良等。

（5）成年期：适用于各类亚健康状况，生殖系统问题，颈、肩、腰四肢关节问题，睡眠障碍。

（6）更年期：适用于更年期综合征，骨质疏松症，严重失眠，前列腺增生症等。

（7）老年期：适用于四肢关节活动不利，中风后遗症，老年痴呆，老年抑郁症等。

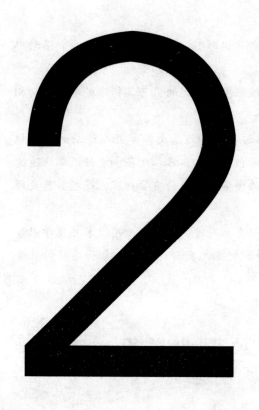

第 2 章

悬灸从业人员职业要求

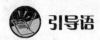 **引导语**

道德是存在人们内心的行为准则，是一种社会意识形态，是人们在共同的社会活动中要求能对社会生活起到相应约束作用的内心状态。

职业道德是从事一定职业的人在工作或劳动过程中应遵循的，与其特定的职业活动相应的行为规范，是道德在职业生活中的体现。

悬灸师的职业道德是悬灸师在从业过程中应遵循的，与悬灸师职业相适应的行为规范。岗位职责集中体现了悬灸师在工作中必须要承担的工作内容、义务和责任。职业道德和岗位职责教育是培养一名符合社会和行业标准的合格悬灸师的重要内容，是指导悬灸师更好地发挥技术水平和形成影响的核心部分。

悬灸师需具有良好的职业道德和明确的岗位职责，同时热爱悬灸应用技术并能学以致用，就能更好地为广大顾客服务，从而在顾客面前树立起良好的职业形象和应有的社会地位。

第1节 悬灸师的职业道德

一、知法守法

1. 明确执业身份

悬灸应用技术虽然在中医范畴内是一种非常有效的中医外治法，对各种内科疾病都有良好的调治效果，尤其是对一些西医难以解决的疑难杂症更有其独特的效果。但是只有在医疗机构内，持有国家注册的医师执照的医护人员才能有资格行医。悬灸能调整机体功能，但它的方法不属于医疗行为范畴（不破皮，不吃药，不打针，不动用医疗机械），故悬灸师一定不能运用医学术语夸大其词地诱导顾客进行消费。

根据《中华人民共和国职业医师法》规定，凡不是注册执业医师或不是在卫生行政部门批准的医疗机构内，均不得行医。而悬灸养生或保健场所不是医疗机构，悬灸师虽然经过正规专业培训，持有职业资格证书，但都不是具有行医资格的中医师。因此，悬灸师切记：特别是在技术还没有特别熟练的情况下，千万不要随意夸大悬灸的功效，以致耽误顾客及时就医。如因此出现意外或不测，悬灸师，尤其是法人不仅要负经济责任，还要负相应的法律责任。这一点希望每个从业人员一定要牢记在心。

2. 合法经营

目前，悬灸应用技术处于专项技能层面，归属于专业技术性行业。由于悬灸应用技术还在发展阶段，因此目前从属于美容保健范畴。开业经营悬灸场馆需按各地规定的政策领取相应的营业执照和注册登记证书。因其专业性较强，故从业人员必须经过正规培训，持证上岗。

二、热爱悬灸事业

1. 热爱祖国养生文化

悬灸应用技术是以中医理论为指导、养生文化为核心、整体调理理念为宗旨创造而成的一种中医外科调治技能。离开了中医理论指导，偏离了养生文化的内涵，用以痛解痛的局部观来运用悬灸，最终只能将自己定为一个仅会做悬灸的操作师，而不能理解其中的悬灸文化内涵，难以从根本上将技术发挥到最佳水平。

2. 将悬灸作为事业来经营

要成为一个能真正给人带去健康的优秀悬灸师，必须要从内心热爱她，将传承悬灸文化为己任，确立将悬灸作为事业来经营。唯有这样才能真正将悬灸技术学好、学精，达到学以致用的目的。

第2节　悬灸师的岗位职责

一、成为顾客的养生顾问

悬灸师不能仅仅只会操作，在给顾客进行整个调理的过程中，必须同时承担起养生顾问的职责。悬灸师可以从以下几个方面向顾客宣讲正确的养生理念。

1. 养心、养德、养生

（1）养心。心气平和是健康之源。在日常生活中如能心平气和、从容待之，五脏六腑不受过喜、大悲、惊恐、忧郁、劳神、狂怒等情绪干扰，机体内环境就能得以平静，气场纯净、气机顺畅才能保证气血畅旺，细胞、脏腑、经脉才能得以充分濡养，以保障生理功能正常而不易致病。

（2）养德。古人语："仁者则寿。"一个品德高尚，胸怀大爱者，快乐肯定比痛苦多。一个内心充满快乐、充满正能量的人，体内必定充满正气，"正气存内、邪不可干"这条

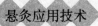

古训应是现代人特别要尊崇的。

（3）养生。古人云："天人合一。"天地是大宇宙，人体是小宇宙，天地随日月星移而运，人体依经络运行而生。经络按子午流注而行，故身体的一切生理功能都由内在规律所支配。违背了内在规律，肉身必早毁。故想要获得健康者，必须按身体内在运行规律科学安排日常起居，不要无故妄耗气血。

2. 四季养生要点

中医学关于养生的理论和方法是极其丰富的，但重要的是——顺时养生。正如《灵枢·本神篇》里所说："故智者之养生也，必顺四时而适寒暑……如是，则僻邪不至，长生久视。"视是活的意思；长生久视是延长生命、不易衰老的意思。为何能延长生命呢？是因为"僻邪不至"。邪指不正之气，僻邪不至是说病邪不能侵袭。而病邪不能侵袭的关键又在于"顺四时而适寒暑"，这是中医养生学里的一条极其重要的原则，也可以说是长寿的法宝。

（1）春季养生法。春天是指从立春之日起，到立夏之日止，包括立春、雨水、惊蛰、春分、清明、谷雨六个节气。当春归大地之时，冰雪已经消融，自然界阳气开始升发，此时人体之阳气也顺应自然，向上、向外疏发。因此，春季养生必须掌握春令之气升发舒畅的特点，注意保卫体内的阳气。

春天是风气主令。邪既可单独作为致病因子，也常与其他邪气兼夹为病。因此，风病的病种较多，而病变复杂，故《黄帝内经》里说："风者，百病之长也"。在大风呼啸时，空气的冲撞摩擦噪声使人心里感到烦躁不适，特别是有时大风音频过低，甚至达到"次声波"的标准，直接影响人体的神经中枢系统，使人头痛、恶心、烦躁。因此，春季养生的关键是要防风。

（2）夏季养生法。夏天是从立夏之日起，到立秋之日止，包括立夏、小满、芒种、夏至、小暑、大暑六个节气。在夏天的三个月中，天阳下济，地热上蒸，天地之气上下交合，各种植物大都开花结果了，所以夏季是万物繁荣秀丽的季节。在一年四季中，夏季是一年里阳气最盛的季节，气候炎热而生机旺盛，对于人来说，此时是新陈代谢旺盛的时期。

湿为长夏之主气。人体适宜的湿度是 40% ~ 60%，当气温高于 25℃ 时，适宜的相关湿度为 30%。夏季首先需注意的是，人们不能只顾眼前舒服，"夏日天暑地热，若檐下过道，穿隙破窗，皆不可乘凉，以防贼风中人"，"不得于星月下露卧，兼使睡着，使人扇风取凉"。其次，夏季要谨防冷气病，早就有夏季宜养心的说法，因为五脏应五时。

夏季要防湿邪侵袭，在盛夏是心与之相应，而在长夏（夏季的最后一个月），则是人体五脏之一的脾脏与其相应。

中医营养学认为，长夏的饮食原则易清淡、少油腻，要以温食为主，如元代著名养生家邱处机主张夏季饮食应"温暖，不令大饱，时时进之……其于肥腻当戒"。也就是说，长夏的饮食要稍热一点，不要太寒凉；也不要吃得太多，但在次数上可稍多一些。

（3）秋季养生法。秋天是从立秋之日起，到立冬之日止，其间包括立秋、处暑、白露、秋分、寒露、霜降六个节气。并以中秋（农历八月十五日）作为气候转化的分界。因此，秋季养生不能离开"收养"这一原则，即秋天养生一定要把保养体内的阴气作为首要任务。正如《黄帝内经》里说的"秋冬养阴"。秋季如何保养体内的阴气呢？关键是要防燥护阴。

中医学认为，燥为秋季的主气，秋令燥气又有温凉之分。一般认为早秋气温尚高，故为温燥；晚秋气温下降，故为凉燥。无论温凉，总是以皮肤干燥，体液缺乏为其特征。

秋季养生主要是防止燥邪对人的伤害，这样才能养护好体内的阴气。秋季天高气爽，是运动锻炼的好时期。但因人体的生理活动也随自然环境的变化处于"收"的阶段，阴精阳气都处在收敛内养的状态，故运动养生也要顺应这一原则，即不要做运动量太大的项目，以防汗液流失，阳气伤耗。中医学主张秋季多做"静功"锻炼，如六字诀里默念呼气练功法、内气功、意守功等，道理也就在于此。

秋季养生宜养阴。应注意保持室内一定的温度和湿度，宜多选甘寒滋润之品。常选用西洋参、燕窝、哈士蟆油、沙参、麦冬、石斛、玉竹等。其中，西洋参味苦，微甘，性凉，入心、肺、肾经，有补气养阴、清虚火、生津液的作用，适用于气阴不足、津少口渴、肺虚咳嗽、虚热烦躁等症。燕窝味甘，性平，入肺、胃、肾经，有益虚补损、滋阴润燥、化痰止嗽之功，常用于肺肾不足引起的咳嗽气急等症。哈士蟆油味甘、咸，性平，入肺、肾经，有填精益阴润肺的作用，适用于体虚羸弱、肺痨咯血、燥咳日久等症。可见这些药物都是秋季进补的精品。另外，在起居上要做到早睡早起。早睡以利养阴，早起以利舒肺，呼吸新鲜空气，使机体津液充足，精力充沛。

（4）冬季养生法。冬季是从立冬日开始到立春之日止，其间包括立冬、小雪、大雪、冬至、小寒、大寒六个节气。冬季养生的基本原则是要顺应体内阳气的潜藏，以敛阴护阳为根本。冬季由于阳气的闭藏，人体新陈代谢水平相应较低，因而要依靠生命的原动力"肾"来发挥作用，以保证生命活动适应自然界变化。中医学认为，人经络能量和热量的总来源在于肾，就是人们常说的"火力"。那么，怎样才能保证肾气旺，即火力旺呢？关键性的一点是，要防止冬季严寒气候的侵袭。寒为冬季之主气，即主要见于冬天，但其他季节并不是一点儿没有。

中医认为，寒为阴邪，常伤人阳气。何谓阳气？《黄帝内经》里解释说，阳气就好像天上的太阳一样，给大自然以光明和温暖，如果失去了它，万物便不得生存。人体若没有阳气，体内就失去了新陈代谢的活力，不能供给能量和热量，这样，生命就要停止。一些年老体弱的人，在冬季往往容易感觉手足不温、畏寒喜暖，这种情况人们常称之为"火力不足"，即中医学所说的"阳气虚"。

冬季常见的情况有：恶寒 ，脘腹冷痛。疼痛是寒邪侵袭人体后最常见的症状之一，《黄帝内经》里在探讨疼痛病的机理时，曾明确指出："血虚则痛"，但血虚形成的原因很多，重要的一点就是寒邪入侵血脉后，造成血流不畅，由于血流不畅，血液的供应发生障碍，故产生疼痛。冬季养生很重要的一点是养肾防寒。

3. 营养平衡

每个人在不同年龄段，所需要的营养比例是不同的。悬灸师应了解营养学相关知识，能够根据每人不同的体质给予不同的指导，促使其营养平衡。

二、指导顾客改变不良的生活习惯

古人倡导"日出而作、日落而息"的生活和工作方式。为了健康，必须要建立正确的生活习惯。指导顾客依照中医子午流注法来建立生活习惯。（见第 3 章中表 3—11）。

三、改善顾客身体亚健康和心理亚健康状态

悬灸调理的外在效果是使顾客身心放松，内在价值是使人们排除亚健康状态，预防疾病，并对一些西医的难治疾患进行很好的调治。故一个合格的悬灸师要对自己高标准、严要求，要以医者之心对待客人，以调理效果作为检验技术水平的标准，以能为人解决健康问题而自豪。

第 3 节　悬灸师的行为标准

一、礼仪标准

1. 仪容

（1）女性应化淡妆，束发上岗。

（2）保持口气清新，当天需上班者应注意不吃大蒜、韭菜等异味重的食品。

（3）不戴垂坠性耳环，以免扰乱顾客视线与心情。

（4）不能留长指甲，每天需将指甲修平。

（5）男女均不宜染多彩发色。

2. 仪表

（1）女性宜着工作裙装。

（2）男性不宜着短裤。

二、语言标准

（1）接听顾客电话时，语音柔美、语速中等、吐字清晰。

（2）与顾客交谈时，语音柔美、语调平和圆润。

（3）无论接听顾客电话和与顾客交谈，均以说普通话为标准。

（4）在非医疗机构，避免用"保证治好""治病"等医用术语，应用"调理""缓解""改善"等语言。

三、体态标准

1. 迎客体态

收腹挺胸，双手合并在关元穴（右手在下、左手在上），面带微笑。指引顾客入座，需伸出右手，掌心向上，指向入座方位。

2. 倒茶体态

双手捧杯，前倾上半身，将装有杯子的托盘轻轻放在顾客面前，面带微笑，两眼凝视顾客。用轻柔的语气对顾客说："请用茶。"待顾客的双眼与悬灸师对视后，悬灸师才可离开顾客的视线。

3. 给顾客换鞋子的体态

身体下蹲，右手拿拖鞋，轻轻放在顾客面前。待顾客换好后，再将顾客的鞋子拿好，起身轻轻离去。

4. 给顾客泡足时的体态

无论是中药泡脚桶还是远红外光波足浴桶，都需要双手端桶，前倾身体轻轻放下，桶与顾客的座位距离应在 20～30 cm 内。顾客将下肢伸入桶内后将膝盖与下肢调整为 90° 为最舒适。

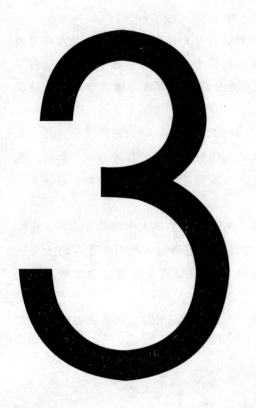

第 3 章

中医基础

引导语

悬灸应用技术根源于中医学。因此，为了掌握好这门专业技术，悬灸师必须具备较为全面、系统的中医基础理论知识，才能在悬灸调理的过程中，因机体存在个体差异，对不同年龄、体质和性别的人，采用不同的组方和手法进行调理，有效地服务于广大亚健康人群。

中医学对于人体生理变化的思想来源于古代的阴阳五行学说。所谓阴阳五行，是古人一种朴素的世界观和方法论。五行的相生相克构成了人体脏腑之间的各种协调与制约。气血是构成人体和维持人体生命活动的基本物质。气血与脏腑等组织间，始终存在着相互为用的密切关系，维持着人体正常的生理功能活动。

悬灸师在进行悬灸调理之前，必须通过望、闻、问、切来了解人体内部的虚实。虚实是对人体正气强弱和邪气盛衰两种证候的概括。辨别虚实是确定悬灸调理方案的主要依据。在进行悬灸调理时，必须清楚了解人体经络的分布和功能，做到定穴准确，调理恰当。

本章从中医理论的角度，介绍了人体内部脏腑、气血的基础知识。并在此基础上，重点分析了人体经络的组成和穴位的确认方法。

第1节 阴 阳 五 行

一、阴阳学说

阴阳五行学说是古人用以认识自然和解释自然现象的一种世界观和方法论，具有朴素的唯物论和自发辩证法思想，属于古代的哲学范畴。被引用于医学领域后，逐渐成为解释人类生命的起源、人体的生理功能、病理变化的理论基础，并用以分析、归纳疾病的本质与类型，从而成为指导预防、诊断和治疗疾病的依据。

1. 阴阳的基本概念

阴阳，是对自然界相关事物或现象对立双方属性的概括。阴阳最初的含义是非常朴素的，如以日光的向背而分，向日者为阳，背日者为阴。凡是光明温暖的事物或现象，便归属于阳；凡是黑暗、寒冷的事物或现象便归属于阴。其中，阴阳最具有特征性质的是水与火的基本特征。水性寒凉，下行，湿润和阴暗。火性温热，升腾，燥烈和光亮。从水火的特征来认识阴阳的基本特征，可以做出以下概括：阳——运动的、向外的、上升的、温热的、明亮的、无形的、功能亢奋的；阴——静止的、内向的、下降的、寒冷的、晦暗的、有形的、功能抑制的。

古人将自然界的一切事物和现象归属为阴阳两大类，并用这个概念来解释人体的脏腑、气血等，详细归属见表3—1。

表3—1 　　　　　　　　　　　自然界和人体的阴阳属性归类表

自然界										属性	人体										
无形	温热	春夏	升浮	燥	昼	火	左	外	天	日	阳	男	背	腑	气	卫	体表	上部	外侧	督脉	功能	亢奋
有形	寒凉	秋冬	沉降	湿	夜	水	右	内	地	月	阴	女	腹	脏	血	营	体内	下部	内侧	任脉	物质	抑制

2. 阴阳的相互关系

阴阳之间存在着对立制约、互根互用、消长平衡和相互转化的四个方面的关系。

（1）阴阳的对立制约。自然界的一切事物或现象在特定的条件下，均存在着完全相反的两种属性，是互相对立、互相排斥的，例如：水与火、寒与热、昼与夜、明与暗、上与下、动与静等。

相互对立的事物或现象的双方，大多存在着相互制约的特性，如自然界的四季变化。春夏季节的湿热是由于其阳热之气逐渐上升，抑制了秋冬阴寒之气的结果，而秋冬的阴寒之气逐渐上升，抑制了春夏的阳热之气，故秋冬气候又逐渐变得寒凉。在人体阳和阴的亢奋与抑制这种相互对立、相互制约的关系，始终存在于机体生命活动的过程中。

（2）阴阳的互根互用。阴阳的互根互用是指相互对立的物或现象之间，始终存在着相互依存和相互为用的关系。也就是说，阴或阳的任何一方都不能脱离对方而单独存在，所谓"阴阳互根，相抱不脱"，阴不可以无阳，阳不可以无阴，一切事物要完整必定包括了阴阳两方面。

（3）阴阳的消长平衡。阴阳的消长平衡是指相关事物或现象矛盾对立的双方，始终存在于减弱或增强的运动变化中，也就是消和长，它们均为数量上的变化。对立是绝对的，统一是相对的，暂时的。两者无时不在运动变化之中，运动的结果有：阴消阳长或阳消阴长，表现为阳强阴弱，或阴强阳弱；阴阳皆消或阴阳皆长，表现为阴阳皆弱或阴阳皆强。阴阳处于暂时的动态平衡。

（4）阴阳的相互转化。阴阳的相互转化是指事物或现象对立的双方，在一定条件下向其各自相反方向变化的运动形式，主要是指事物或现象的阴阳属性的改变。包括渐变形式，如四季中的寒暑交替，昼夜中的阴阳转化就是事物处于消长变化达到一定程度就向事物相反的属性转变。另外还有突变的形式，如一个人突然发热，高热至极，会突然出现虚脱，四肢冰凉，从阳证转为阴证是一个由量变到质变的发展过程。

二、五行学说

五行学说认为物质世界是由木、火、土、金、水五种基本要素组成的，五要素之间，又存在相生、相克、相互制约的关系。通过这种关系维系和推动着客观世界的生存和发展。这一学说渗入中医学，成为中医学认识生命的主要方法之一。

1. 五行含义

"五"，是指木、火、土、金、水五种基本物质。"行"有两层含义：一是指行列、次序；二是指运动变化。因此，可将"五行"定义为：木、火、土、金、水五种物质及与之相关的不同的事物之间的联系和变化。

其中具有生长、升发、条达、舒畅等特性的事物及现象归属于"木"；具有温热，升腾，向上的事物及现象归属于"火"；具有生化、承载、受纳特性的事物和现象归属于"土"；具有可变之物、蕴含、潜降、肃杀之现象和事物，归属于"金"；具有寒凉、滋润、向下、静止等特性和作用的事物或现象，归属于"水"。

2. 五行相生相克

五行学说不仅用于归纳推证自然界万物，更重要的是以相生、相克等关系来探索和阐述自然界各种事物或现象之间和每一事物或现象内部统一的互相联系和自我调控机制，这是五行学说的精华所在。

（1）五行相生。五行相生是指五行中某一行事物对另一行事物具有资生、促进、助长作用。如：木生火、火生土、土生金、金生水、水生木。

（2）五行相克。五行相克是指五行中某一行事物对另一行事物具有抑制、约束、削弱等作用，又称相胜。五行相克的规律和次序是：木克土、土克水、水克火、火克金、金克木。

相生相克的规律和次序概括为：顺着木、火、土、金、水次序的为相生，间隔一位是相克，如图3—1所示。五行相生相克是同时存在，相互联系的，这种联系体现为"生中有克"和"克中有生"。

3. 五行乘侮关系

相乘相侮指五行之间相克的过度。相乘，又名乘，即乘虚侵袭。相乘是正常相克的过度，如图3—2所示。比如：正常情况下木克土，太过了，就成为木乘土了，也就是因为土本身不足（不及），木旺乘土。相侮，又名侮，即欺侮，有恃强凌弱之意。相侮是指五行之间的反向克制的异常情况，如正常情况下，应该是金克木，但当金行虚、木行太过时，

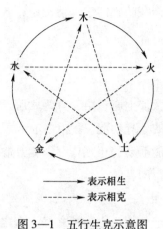

———→ 表示相生
------→ 表示相克

图3—1 五行生克示意图

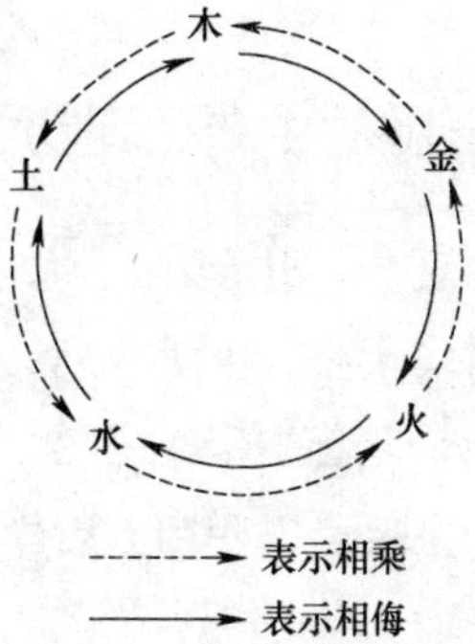

———→ 表示相乘
------→ 表示相侮

图3—2 五行乘侮关系示意图

木即凌弱金了，就成了木反侮金。

总之，相克是正常情况下的克制关系，在人体为正常生理现象。相乘是异常情况下的过度克制，在人体就成了病理现象。相乘相侮，既有区别又有联系，区别在于相乘是按相克次序的过度克制，而相侮则是按相克次序的反向克制。

第2节 脏腑学说

一、概述

脏腑是内脏的总称，按照内脏的功能特点，主要分为五脏、六腑两类。五脏即心、肝、脾、肺、肾。六腑即胆、胃、小肠、大肠、膀胱、三焦。另有奇恒之腑，即脑、髓、骨、脉、胆和女子胞。五脏共同的功能特点是化生和储藏精气，六腑共同的功能特点是受盛和传化水谷。

脏腑学说是阐述人体内脏的形态结构、部位和生理功能及其相互关系的一种基础理论。人体的内脏各有一定的形态结构、部位和生理功能，互相居于胸腹腔中不同的部位，各有不同的生理功能。而在内脏之间，无论是五脏之间、六腑之间或脏与腑之间，都存在着密切的联系。

脏腑学说具有一定的特点。首先，中医学对内脏形态与部位的记载比较简略，而着重用气、血、阴、阳等来概括内脏的物质结构，认为它们是构成内脏和维持内脏生理的基本物质。由于气血阴阳各有不同的生理功能，因而，它们在腑脏的生理活动中，各自发挥着特殊的作用。

二、五脏的主要生理功能与系统连属

五脏，是心、肝、脾、肺、肾的合称。针灸学科常加上心包络，称为六脏。但习惯上把心包络附属于心，不予并列，故仍称为五脏。五脏的生理功能，虽然各有专司，但心脏的生理功能是起着主宰作用的。五脏之间各种生理功能活动的相互依存、相互制约和相互协调平衡，主要是以阴阳五行学说的理论为基础来进行阐释的。

1. 心

心居于胸腔，形似倒垂的未开莲蕊，有心包维护于外面。心为神之居、血之主、脉之宗，在五行属火，五色主赤（红）色，起着主宰生命活动的作用。手少阴心经与手太阳小肠经在心与小肠之间相互络属，故心与小肠互为里表。

（1）心的主要生理功能

1）主血脉。心主血脉，包括主血和主脉两个方面。人体的血液运行于脉管之中，依赖于心脏的搏动才能循环不息，发挥着濡养的作用。心主血，血之行身，通遍经络、脏腑进行循环，所以血液循环的原动力是在心脏。

心脏的正常搏动，依赖于心气、心阳的推动和温煦作用，以及心血、心阴的营养和滋润作用，从而以维持正常的心力、心率和心律，保证血液在脉内的正常运行。如心气、气血不足，可见面色无华、脉象细弱无力等。

2）主神态。心主神态，即是"心主神明"，或称"心藏神"。神是精神活动的总称，包括思维、意识、情态活动等。人的精神活动，为大脑的生理功能之一，是大脑对外界事物的反映。这早在《内经》已有明确的论述，并把它归属于心。所以说，"任物者谓之心"。任，有担任、接受的意思，即心（大脑）具有接受外来信息的功能。古人之所以把心称作"五脏六腑之大主"，是与心主神明的功能分不开的。故人的精神意识思维活动，虽可分属于五脏，但主要归属于心主神明的生理功能。

中医脏腑学说认为心主神明，主要依赖于心血与心阴的作用，血与阴都有滋养心神的功能。与心气、心阳亦有关，气与阳对心神起着鼓动和振奋的作用，也即推动作用。如心血不足，血不养心，可以导致心神不安，出现心悸、失眠、多梦等症。

（2）系统连属

1）在志为喜。心在志为喜，是指心的生理功能和精神情志中的"喜"有关。脏腑学说认为，人对外界信息引起情志变化，是由五脏的生理功能所化生，故把喜、怒、忧、思、恐称作五志，分属于五脏。由于心为神明之主，不仅喜能伤心，而且五志过极，均能损伤心神。

2）在液为汗。汗液，是津液通过阳气的蒸腾汽化后，从玄府（汗孔）排出的液体。汗液的排泄，还有赖于卫气对腠理的开合作用，腠理开，则汗液排泄，腠理闭，则无汗。由于汗为津液所化生，血与津液又同出一源，因此，有"汗血同源"之说。而血又为心所主，故有"汗为心之液"之称。

3）在窍为舌。心开窍于舌，是指舌为心之外候，又称舌为"心之苗"。舌的功能是主司味觉和表达语言。由于舌面无表皮覆盖，血管又极其丰富，因此，从舌质的色泽可以直接察知气血的运行和判断心主血脉的生理功能。心的功能正常，则舌体红活荣润，柔软灵活，味觉灵敏，语言流利。若心有病变，可以从舌上反映出来。如心的阳气不足，则舌质淡白胖嫩；心火上炎则舌红，甚至生疮，口腔溃疡等。

2. 肺

肺位于胸腔，左右各一，上连气管。由于肺位置最高，故称"华盖"。因肺叶娇嫩，不耐寒热，易被邪侵，故又称其为"娇脏"。为魄之处、气之主，五色主白色，在五行属金。手太阴肺经与手阳明大肠经相互络属于肺与大肠，故肺与大肠互为里表。

（1）肺的主要生理功能

1）主气，司呼吸。肺主气的功能包括主一身之气和呼吸之气。

肺主一身之气，是指一身之气都归属于肺，由肺所主。肺主一身之气，首先体现于气的生成方面，特别是宗气的生成，主要依赖肺吸入的清气与脾胃运化的水谷精气相结合。因此，肺的呼吸功能健全与否，直接影响着宗气的生成，也影响着全身之气的生成。其次，肺主一身之气，还体现于肺对全身的气机具有调节作用。肺有节律的一呼一吸，对全身之气的升降出入的运动起着重要的调节作用。

肺主呼吸之气，是指肺又是体内外气体交换的场所，通过肺的呼吸，吸入自然界的清气，呼出体内的浊气，实现了体内外气体的交换。通过不断地呼浊吸清，吐故纳新，促进气的生成，调节着气的升降出入运动，从而保证了人体新陈代谢的正常进行。

2）主宣发和肃降。所谓"宣发"，即是使肺气向上、向外。宣发主要有三个方面：第一，通过气化，呼出体内浊气；第二，把脾传输的津液和水谷精微布散全身；第三，宣发卫气将代谢后的津液化为汗液排出体外。所谓"肃降"，即是使肺气向下、向内，也有三个方面：一是吸入清气；二是吸入之清气由脾传输的津液和水谷精微向下布散；三是清除呼吸道的异物。

宣发与肃降是相辅相成的矛盾运动，生理情况下必须保持协调的关系，才能使气道通畅、呼吸调匀，体内外气体得以正常交换。如果二者的作用失常，失去相互协调的关系，就会发生"肺气不宣"或"肺失肃降"的病变，出现咳嗽、气喘等症。

3）通调水道。通，即疏通；调，即调节。水道是水液运行和排泄的通道。肺的通调水道功能，是指肺的宣发和肃降对体内水液的输布、运行和排泄起着疏通和调节作用。肺的宣发作用调节汗液的排泄，肺气肃降将吸入之清气下纳于肾，而且将体内的水液不断地向下输送，之后生成尿液而排出体外，均有赖于肺的通调水道的功能。

4）朝百脉。朝，即聚会的意思。肺朝百脉，即是指全身的血液，都通过经脉而聚会于肺，通过肺的呼吸，进行气体交换，然后再输布到全身。

（2）系统连属

1）在志为忧。以五志分属五脏来说，则肺在志为忧。忧和悲的情志变化，虽略有不同，但其对人体生理活动的影响是大体相同的，故忧和悲同属肺志。忧愁和悲伤情绪易使气不断地消耗，由于肺主气，所以悲忧易伤肺。反之，肺功能下降时，机体对外来非良性刺激的耐受性就会下降，而易产生悲忧的情绪变化。

2）在液为涕。涕是由鼻黏膜分泌的黏液，有润泽鼻窍的功能。若肺寒，则鼻流清涕；肺热，则涕黄浊；肺燥则鼻干。

3）在体合皮、其华在毛。皮毛，包括皮肤、汗腺、毛发等组织，是一身之表，依赖于卫气和津液的温养和润泽，成为抵御外邪侵袭的屏障。由于肺主气属卫，具有宣发卫气、输精于皮毛等生理功能，因此，肺的生理功能正常则皮肤致密、毫毛光泽、抵御外邪侵袭的功能也强。

4）在窍为鼻。肺开窍于鼻，鼻与喉相通而连于肺，鼻和喉是呼吸的门户，故有"鼻为肺之窍""喉为肺之门户"的说法。正由于肺开窍于鼻而与喉直接相通，所以外邪袭肺，多以鼻孔而入。肺的病变，也多见鼻、喉的症候，如鼻塞、流涕、喷嚏、喉痒、音哑等。

3. 脾

脾位于中焦，在左膈之下，形如镰刀。脾与胃同居中焦，脾胃均为消化系统的主要脏器，机体的消化运动，主要依赖于脾和胃的生理功能。机体生命活动的持续和气血津液的生化，都有赖于脾胃运化的水谷精微，因而，称脾胃为气血生化之源和"后天之本"。脾在五行属土，五色主黄色，与胃互为里表。

（1）脾的主要生理功能

1）主运化。运，转运输送；化，消化、吸收。脾主运化，是指脾具有把水谷（饮食物）化为精微，并将精微物质转输至全身的生理功能。脾的运化功能，可分为运化水谷和运化水液两个方面。

①运化水谷。水谷泛指各种饮食物。运化水谷，即是对饮食物的消化和吸收。饮食入胃后，对饮食物的消化和吸收，实际上是在胃和小肠内进行的。但是，必须依赖于脾的运

化功能，才能将水谷化为精微。同样，也有赖于脾的转输和散精功能，才能把水谷精微灌溉四周和布散全身。脾运化水谷功能正常，才能为化生精、气、血、津液提供足够的养料，使脏腑、经络、四肢百骸以及筋肉皮毛等组织得到充分的营养。

②运化水液。运化水液是指对水液的吸收、转输和布散作用，是人体水液代谢的一个重要环节，是脾主运化的一个组成部分。饮食物中吸收的营养物质，多属液态状态的物质，运化水液即是对被吸收的水谷精微多余水分，及时地转输于肺和肾，通过肺、肾的气化功能，化为汗和尿排出体外。因此，脾运化水液功能健旺，则水液在体内运行正常。反之，脾运化水液功能减退，可导致水液在体内停滞，而产生湿、痰、饮等病理产物，甚则导致水肿。

2）主升清。升，即上升之意，升清是脾运化的功能特点，即指脾气以升为顺。"清"是指水谷精微等营养物质，"升清"即是指脾将水谷精微等营养物质的吸收和上输于心、肺、头目，通过心肺的作用化生气血，以营养全身。若脾气不能升清，则水谷不能运化，气血升化无源，可出现神疲无力、头目眩晕、腹胀、泄泻等症。脾气（中气）下陷，则可见久泻脱肛，甚则内脏下垂等症。

3）主统血。统，即统摄、控制之意。脾统血，是指脾有统摄、控制血液在经脉中运行，防止溢出脉外的功能。脾统血的作用是通过气摄血来实现的，古人有说："五脏六腑之血，全赖脾气统摄"。脾气健运，气血生化有源，则气固摄血液的功能得以正常发挥，血液不至于溢出脉外而发生出血。反之，若脾不统血，脾气固摄血液的功能减弱，则可使血溢出脉外而见各种出血，如皮下瘀血、便血、尿血、崩漏等。

（2）系统连属

1）在志为思。思，即思考、思虑，是人体精神、意识、思维活动的一种状态。正常地思考问题，对机体的生理活动并无不良影响，但在思虑过度、所思不遂等情况下，就能影响机体的正常生理活动。常能导致不思饮食、脘腹胀闷、头目眩晕等症。

2）在液为涎。涎则为口津，唾液中较清晰的称为涎。涎具有保护口腔黏膜，润泽口腔的作用，在进食时分泌较多，有助于饮食物的吞咽和消化。脾胃功能正常，涎液上行于口，不溢于口外。若脾胃不和，则往往导致涎液分泌急剧增加，而发生口涎自出，如小孩流口水等。

3）在体合肌肉，主四肢。脾主全身之肌肉，这是指由于脾胃为气血生化之源，全身的肌肉，都需要依靠脾胃所运化的水谷精微来营养，才能使肌肉发达、丰满健壮，如脾胃的运化功能障碍，肌肉瘦削，萎软无力。故古人有说调理独取阳明经。四肢与躯干相对而言，是人体之末，故又称"四末"。人体四肢生理活动正常，同样有赖于脾胃运化的水谷精微等营养正常输布。

4）在窍为口，其华在唇。脾开窍于口，口腔是消化道的最上端，开窍于口，系指饮食口味等与脾运化功能有密切关系。若脾失健运，则可出现口淡无味、口甜、口腻等口味异常的感觉，从而影响食欲。口唇的色泽与全身的气血是否充盈有关。脾胃为气血生化之源，所以口唇的色泽正常，不但反映全身气血状况，而且反映脾胃运化水谷精微的功能正常。

4. 肝

肝位于横膈之下，右胁之内。肝为魂之处，血之藏，筋之宗。肝，五色主青色。在五行属木，主动主升。肝与胆，不仅是足厥阴肝经与足少阳胆经相互络属于肝胆之间，而且肝与胆本身也有直接相连，互为里表。

（1）肝的主要生理功能

1）主疏泄。肝主疏泄，是指肝具有疏通全身气机，使之调畅的功能。疏，即疏通；泄，即发泄、升发。肝的疏泄功能，主要表现在以下三个方面：

①调畅气机。气机，即气的升降出入运动。机体的脏腑、经络、器官等的活动，全赖于气的升降出入运动。肝的疏泄功能，对于气机起着疏通的作用。肝的疏泄功能正常，则气机调畅周身各组织器官的生理活动就正常。如果肝失疏泄、气机不调，就可引起情志异常变化，主要表现在抑郁和亢奋两个方面。肝气抑郁，可见心情不舒、闷闷不乐、多愁善虑，则出现胸胁，两乳和少腹等部位的胀痛不适等；肝气亢奋，可见性情急躁、容易发怒、烦躁不安，则出现头目胀痛、面红耳赤、易怒等症。

②促进脾胃的运化功能。脾胃是人体的主要消化器官，而肝主疏泄，对脾胃的消化起着协助作用，即肝具有促进消化吸收的功能。一方面是肝能疏通气机，促进脾胃之气的调畅，以维持其升清与降浊的特点，而保证正常的消化吸收功能。另一方面是肝能分泌与排泄胆汁，有助于脾胃的消化吸收功能。胆汁是肝之余气积聚而成的，具有对某些饮食物的消化作用。若肝失疏泄影响到胆汁的分泌与排泄，就可以出现胁肋胀痛、黄疸、食欲不振等症。

③调畅情志。情志活动，是属于心主神明的生理功能，但亦与肝的疏泄功能密切相关。这是因为正常的情志活动，主要依赖于气血的正常运行，情志异常对机体生理活动产生重要影响，也在于干扰正常的气血运行。气机调畅，则情志活动舒畅，心情开朗，乐观愉快，肝的疏泄功能正常，既不易怒，也不易郁。

此外，妇女的排卵和月经来潮、男子的排精，与肝的疏泄功能也有密切关系。

2）主藏血。肝藏血是指肝有储藏血液和调节血量的生理功能。肝脏是人体储藏血液的主要器官，犹如血库一样。在正常情况下，人体的血液运行不息，但肝必须储存一定量的血液，以应人体在特殊情况下（如大量失血、剧烈运动以及情绪激动时）的急需，以及制约肝的阳气升腾，勿使过亢，以维护肝的疏泄功能，使之冲和条达。

肝的藏血功能失常，一般可出现两个方面：一是藏血不足，即肝血不足，由于肝血虚少，不能供给人体正常的血需求，可出现头晕目眩、四肢乏力等症；二是藏血失职，即肝不藏血，可以出现吐血、衄血、女性月经量多，甚至发生崩漏等多种出血症。此外，藏象学说中还有"肝藏魂"之说。肝的藏血功能正常，则魂有所舍。若肝血不足，心血亏损，则魂不守舍，可见惊骇多梦、卧寐不安、梦游、梦呓、出现幻觉等症。

（2）系统连属

1）在志为怒。肝在志为怒，怒是人们在情绪激动时的一种情志变化。怒对于机体的生理活动来说，一般是属于一种不良的刺激，可使气血上逆、阳气升泄。由于肝主疏泄，阳气升发，为肝之用，故说肝在志为怒。

2）在液为泪。肝开窍于目，泪从目出。泪有濡润眼睛、保护眼睛的功能。如肝的阴血不足时两目干涩，实际上即是泪液的分泌不足。如在风火赤眼，肝经湿热情况下，可见目眵增多、迎风流泪等症。

3）在体合筋，其华在爪。筋即筋膜，附着于骨而聚于关节，是联结关节、肌肉的一种组织。因全身筋膜有赖于肝血的滋养。肝的阴血不足，筋失所养，可出现手足震颤，肢体麻木、屈伸不利等症。爪，即爪甲，包括指甲和趾甲，乃筋之延续，故称"爪为筋之余"。肝血充足，则爪甲坚韧明亮，红润光泽；若肝血不足，则爪甲薄，枯而色夭，甚则变形脆裂。

4）在窍为目。目又称"精明"，是视觉器官。肝的经脉上联于目系，目是视力，有赖于肝气之疏泄和肝血之营养，故说："肝开窍于目"。

5. 肾

肾位于腰部、脊柱两旁，左右各一，由于肾藏有"先天之精"，为脏腑阴阳之本，生命之源，故称肾为"先天之本"。肾在五行属水，五色主黑色，主骨生髓。肾与膀胱在水液代谢方面亦直接相关，故肾与膀胱互为里表。

（1）**肾的主要生理功能**

1）藏精，主生长、发育与生殖。藏精，是肾的主要生理功能，即是肾对精气具有闭藏的作用。肾中的精、气、阴、阳，来源于先天，充盛于后天。精气是构成人体的基本物质，也是人体生长发育及各种功能活动的物质基础。肾所藏的精气包括"先天之精"和"后天之精"。"先天之精"是禀受于父母的生殖之精。"后天之精"是指出生以后，来源于摄入的饮食物，通过脾胃运化功能而生成的水谷之精气，以及脏腑生理活动中化生的精气通过代谢平衡后的剩余部分，藏之于肾。

"先天之精"与"后天之精"的来源虽然有异，但均同归于肾，二者相互依存、相互为用。"先天之精"有赖于"后天之精"的不断培育和充养，才能充分发挥其生理效应。"后天之精"的化生，又依赖于"先天之精"的活力资助。肾中精气的主要生理效应一是促进机体的生长、发育和生殖能力；二是机体物质代谢和生理功能的原动力。

人体生长发育情况，可从头发、牙齿、骨骼、生殖功能等方面表现出来。幼年时期，肾中精气逐渐充盛，头发生长较快而渐稠密，更换乳齿，骨骼生长而达到增高；青年时期，肾中精气比较充盛，逐渐发育成熟，具有生殖功能，并生长智齿，骨骼成长而达到一定高度；壮年以至中年时期，肾中精气充盛，身体壮实，精力充沛；老年时期，肾中精气渐少，出现脱发、齿落，形体衰老。总之，在整个生命过程的生、长、壮、老的各个阶段中，其生理状态的不同，决定于肾中精气的盛衰变化。

2）主水。肾主水液，主要是指肾中精气的气化功能，对于体内津液的输布和排泄，维持体内津液代谢的平衡，起着极为重要的调节作用。

肾对水液的气化作用，具体是靠肾阳与肾气来完成的。一方面，肾阳、肾气对水液具有固摄的作用，就能使水液之清者上升，维持体内的正常水液量。另一方面，肾阳、肾气对水液具有推动的作用，就能使水液之浊者下降，即生成尿液，并使之下注膀胱而排出体外。如果肾的阳气虚弱，气化作用失常，固摄无力，可发生小便量特多，以及遗尿、小便失禁等症。推动无力，可出现尿少、水肿等症。

3）主纳气。纳，即是接受、固摄的意思。肾主纳气，是指肾有摄纳肺所吸入的清气，防止呼吸表浅的作用，才能保证体内气体的正常交换。人体的呼吸功能，虽为肺所主，但必须依赖于肾的纳气作用。如果肾气虚弱，纳气功能减退，就会出现呼吸表浅的气短，以及动则气喘等症状，这就是"肾不纳气"。

（2）系统连属

1）在志为恐。肾在志为恐，恐是人们对事物惧怕的一种精神状态。恐与惊相似，但惊为不自知，事出突然而受惊；恐为自知，俗称"胆怯"。惊恐属肾，恐为肾之志，但总与心主神明相关。心藏神，神伤则心怯而恐，即是说明恐和惊的刺激，对机体的气机运行产生不良的影响。

2）在液为唾。唾液中较稠厚的称作唾，唾为口津。唾为肾精所化，咽而不吐，有滋养肾中精气的作用。所以古代导引术以舌抵上腭，待津唾满后，咽之以养肾精，若多唾或久唾，则易耗损肾中精气。

3）在体为骨，主骨生髓，其华在发。肾主骨生髓的生理功能，实际上是肾中精气具有促进生长发育功能的一个重要组成部分。小儿囟门迟闭、骨软无力，以及老年人的骨质脆弱、易于骨折等，都与肾中精气不足、骨髓空虚有关。牙齿的生长与脱落，与肾中精气的盛衰密切相关。发的生长，全赖于精和血。肾藏精，故说："其华在发"。发的生长与脱落、润泽与枯燥，不仅依赖于肾中精气之充养，而且亦有赖于血液的濡养，故称"发为血之余"。

4）在窍为耳及二阴。耳虽是听觉器官，但听觉的灵敏与否，与肾中精气的盈亏有密切关系。若肾中精气虚衰时，则髓海失养，而可见听力减退，或见耳鸣，甚则耳聋等。

二阴，即前阴（外生殖器）和后阴（肛门）。前阴是排尿和生殖的器官，后阴是排泄粪便的通道。尿液的排泄是在膀胱，但需依赖肾的气化才能完成。因此，尿频、遗尿、尿失禁、尿少或尿闭，均与肾的气化功能失常有关。

三、六腑的主要生理功能

胆、胃、小肠、大肠、膀胱、三焦，称为六腑。其中胆、胃、小肠、大肠属于消化器官，膀胱属于泌尿器官，三焦是包含多种功能的一种特殊腑。它们共同的生理作用是将饮食物腐熟消化，传化糟粕。

由于六腑以传化饮食物为其生理特点，故有实而不能满的特点，六腑以降为顺，以通为用。但是，"通"和"降"的不及与大过，都属于病态。

1. 胆

胆，居六腑之首，又属于奇恒之腑。胆与肝相连，附于肝下，内储胆汁。胆汁味苦、色黄绿，由肝之精气所化生，汇集于胆，泄于小肠，以助饮食物消化，是脾胃运化功能得以正常进行的重要条件。胆的主要生理功能如下：

（1）储存和排泄胆汁。胆汁助于食物的消化，由肝的疏泄功能控制和调节。若肝失疏泄，导致胆汁排泄不利，影响脾胃的运化功能，而出现胁下胀满疼痛、食欲减退、腹胀、便溏等症；胆汁上逆，则可见口苦、呕吐黄绿苦水；胆汁外溢，则可出现黄疸。

（2）主决断。决断是指胆在精神意识活动过程中具有判断事物、做出决定的作用，其决断意义有二：一是指正常的决断能力，亦即能够完全控制自己的意识和动作；二是指准确，恰如其分，不偏不倚。

2. 胃

胃，又称胃脘，位于上腹部，上连食道，下接小肠。胃分上、中、下三部。胃的上部称上脘，包括贲门与胃底部分；胃的中部称中脘，即胃体的部位；胃的下部称下脘，包括幽门。其生理特性是"喜润恶燥"。胃的主要生理功能如下：

（1）主受纳、腐熟水谷。受纳，即接受、容纳的意思。腐熟，是饮食物经过胃的初步消化，形成食糜的意思。饮食入口，经过食管，容纳于胃，故称胃为"太仓""水谷之海"。机体的生理活动和气血津液的化生，都需要依靠饮食物的营养。

（2）主通降，以降为和。饮食入胃，经胃的受纳腐熟功能初步消化后下行入小肠，进一步被消化吸收，所以说胃主通降，以降为和。胃的通降是降浊，降浊是受纳的前提条件。所以，胃失通降，若胃气失于通降，形成胃气上逆，不仅会影响食欲，而且会因浊气在上而发生口臭、嗳气酸腐、恶心、呕吐、呃逆、脘腹胀闷或疼痛，以及大便秘结等症状。

3. 小肠

小肠是一个相当长的管道器官，位于腹中，其上口在幽门处与胃之下口相接，其下口在阑门处与大肠之上口相连。饮食的消化吸收主要是在小肠内进行的。

（1）主受盛和化物。受盛，即是接受和盛物的意思。化物，具有变化、消化、化生的意思。小肠受盛功能主要体现在两个方面：一是接受经胃初步消化之饮食物的器官；二是指经胃初步消化的饮食物，在小肠内必须有相当时间的停留，以利于进一步消化和吸收。小肠有化物功能，是将胃初步消化的饮食，进一步进行消化。

（2）分清泌浊。小肠的分清泌浊功能，主要体现于两个方面：一是将经过小肠消化后的饮食，分别为水谷精微和食物残渣两个部分；二是将水谷精微吸收，把食物残渣向大肠输送。

（3）小肠在吸收水谷精微时，也吸收了大量的水液，故又称"小肠主液"。此外，小肠的吸收功能与尿量有着一定的关系，这是因为在生理上吸收的物质中包括水液在内。病理上吸收水液的功能不良，则可见腹泻便溏，因而小便量必然减少。

由此可见，小肠受盛、化物和分清泌浊的功能，在水谷化为精微的过程中是十分重要的，实际上这是脾胃升清降浊的进一步表现。因此，小肠的功能失调，既可引起浊气在上的腹胀、腹痛、呕吐、便秘等症，又可引起清气在下的便溏、泄泻等症。

4. 大肠

大肠位居腹中，上口在阑门处与小肠相接，下口紧接肛门。大肠的主要生理功能是传化糟粕。大肠接受经过小肠分清泌浊后所剩下的食物残渣，再吸收其中多余的水液，形成粪便，经肛门而排出体外。大肠的变化传导作用是胃的降浊功能的延伸，同时也与肺的肃降功能有关。

5. 膀胱

膀胱位于小腹中央，上口通于肾，下口连接尿道。为储尿的器官。膀胱和肾直接相通，二者又有经脉相互络属，互为表里。膀胱的主要生理功能是储尿和排尿。

膀胱的储尿和排尿功能，全赖于肾气的充盈。膀胱病变，主要表现为尿频、尿急、尿痛，或是小便不利、尿有余沥，甚至尿闭，或是遗尿，甚则小便失禁。膀胱的这些病变，归根结底，也都与肾的气化功能有关。

6. 三焦

三焦是上焦、中焦、下焦的合称，为六腑之一。目前人们对三焦的生理功能的认识是较一致的，认为三焦的主要生理功能：一是通行元气，二为水液运行之道路。

（1）通行元气。三焦是气的升降出入的通道，又是气化的场所，故有主持诸气，总司全身的气机和气化功能。元气，是人体最根本的气。元气根于肾，通过三焦而充沛全身。

（2）为水液运行之道路。三焦有疏通水道，运行水液的作用，是水液升降出入的通路。全身的水液代谢，是由上焦的肺、中焦的脾胃、下焦的肾、膀胱等许多脏腑的协同作用而完成的，但必须以三焦为通道，才能正常的升降出入。如果三焦水道不利，则可产生尿少、水肿等症。

（3）上焦、中焦、下焦的部位划分及其各自的生理特点：

1）上焦。上焦的部位是指横膈以上的胸部，包括心肺两脏和头面部。上焦生理特点功能，概括了心肺宣发输布精气的功能。

2）中焦。中焦的部位是指横膈以下，脐以上的上腹部。对于中焦的生理功能特点，实际上包括脾胃、肝胆的消化吸收功能。

3）下焦。下焦的部位是脐以下。一般脐以下的部位和脏器，如小肠、大肠、肾和膀胱等，均属下焦。下焦概括了肾、膀胱及大肠等生理功能特点，在《内经》中说它是排泄糟粕和尿液。

四、奇恒之腑

奇恒之腑，包括脑、髓、骨、脉、胆、女子胞六种组织器官。奇，异也；恒，常也。它们在形态上虽多属中空而与六腑相似，但在功能上却有异于六腑，所以叫作奇恒之腑。奇恒之腑总的功能特点，与五脏的储藏精气相似。其中的胆，因它没有像脏一样藏精气的功能，故属六腑之一。

奇恒之腑的分类方法，是《内经》中指出的，其中有些内容，与五脏六腑中的内容相交叉重叠，如脉、髓、骨、胆的生理，前面已论述，这里仅论述脑与女子胞。

1. 脑

脑居颅内，由髓汇集而成，与脊髓相连。"脑为髓之海"不但指出了脑是髓汇集而成，同时还说明了髓与脑的关系。脑的生理功能，主宰生命活动，产生精神活动，主管感觉和运动。

脑、耳、目都在头部，脑之精气"不满"则可导致耳鸣、目眩以及精神萎靡。明代李时珍明确指出脑与精神活动有关，称"脑为元神之府"。

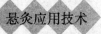

2. 女子胞

女子胞，又称胞宫，即子宫，是女性的生殖器官。女子胞位于小腹部，在膀胱之后，呈倒梨形。女子胞是发生月经和孕育胎儿的器官。

女子的月经来潮和胎儿的孕育，是一个复杂的生理过程，主要有如下三个方面的生理功能。

（1）肾中精气，天癸的作用。天癸是肾中精气充盈到一定程度的产物，具有促进性腺发育而至成熟的生理效应。生殖器官的发育，全赖于天癸。肾中具有精、气以及阴阳，它们能促使天癸的生成。在天癸的促发下，女子生殖器官才能发育成熟，月经来潮，为孕育胎儿准备条件。可见天癸的至与竭，是月经来潮与否的前提条件；天癸的至与竭，能引起冲、任二脉的相应的生理效应。

（2）冲任二脉的作用。冲、任二脉，同起于胞中，胞中即子宫。冲脉与肾经并行，与阳明脉相通，能调节十二经脉的气血，有"冲为血海"之称；任主胞胎，在小腹部与足三阴经相会，能调节全身的阴经，有"阴脉之海"之称。十二经脉气血充盈，才能溢入冲、任二脉，经过冲、任二脉的调节，注入胞宫，而发生月经。冲、任二脉的盛衰，受着天癸的调节。临床上，由于某些原因引起冲、任二脉失调时，即可出现月经周期紊乱，甚至不孕等症。

（3）心、肝、脾三脏的作用。心主血、肝藏血、脾为气血生化之源而统血，对于全身血液的化生和运行均有调节作用。月经来潮和周期，以及孕育胎儿，均离不开气血的充盈和血液的正常调节。因此，月经来潮与心、肝、脾三脏生理功能状态有关。

五、脏与脏之间的关系

五脏之间的关系是非常密切的，五脏之间的关系，古人多以五行相生相克来说明其生理上的联系，即任何一脏与其他四脏都存在着生我、我生、克我、我克四方面的联系，并用相乘相侮与子母相及来说明其病理上的联系，即任何一脏与其他四脏都存在着相乘、相侮、子及母、母及子四方面的联系。但是，经过历代医家的观察和研究，五脏之间的关系早已超越了五行生克乘侮的范围，目前已从各脏的生理功能来阐述其相互之间的关系。

1. 心与肺的关系

心与肺在生理上的关系，主要体现在气和血之间的相互依存关系方面。心主血与肺主气的关系，实际上是全身气血之间相互依存关系的主要内容之一。肺主气而司呼吸，有促进心脏推动血行的作用。因此，肺司呼吸的功能正常，是保证血液正常运行的必要条件。心主血而推动血行，有维持肺脏司呼吸的作用。心脏推动血液的功能正常，就能保证肺呼吸功能的正常运行。

2. 心与脾的关系

心主血，脾统血，为气血生化之源，所以心与脾的关系主要表现在血液的生成方面的相互依存和血液运行方面的相互协同。心血靠脾气转输的水谷精微化生，而脾的输出功能又赖于心血来滋养。心主血，推动血液的运行。脾统血，使血循常道而行。心与脾的协同作用，保证了血液的正常运行。

3. 心与肝的关系

心与肝在生理上的关系，主要体现在血液与精神情志两方面。它们既有依存关系，又有协同关系。心主血，肝藏血。心血充盈、心气旺盛，则血运正常，而肝才能有所储藏。肝所储之血充盈，并随着人体动静的不同需求量调节，而心才能有所推动。因此，心肝两脏在血液及其运行方面是相互依存的，并且也起着很重要的协同作用。

4. 心与肾的关系

心与肾在生理上的关系，主要体现在两个方面：一是在心阴心阳与肾阴肾阳之间的依存关系方面；二是在心血与肾精之间的依存关系方面。心属火，位于上焦。肾属水，位于下焦。心有阴阳，肾亦有阴阳，各自相互对立依存，以维持动态平衡。心主血，肾藏精，血与精之间可以相互化生。

5. 肺与脾的关系

肺与脾在生理上的关系，主要体现在宗气生成与津液代谢两个方面的协同作用。宗气的生成，依赖于肺的呼吸功能以及吸入自然界之清气，脾的运化功能以吸收水谷之精气。清气与精气是生成宗气的物质基础，而肺脾在生理上的协同作用，以使这些物质基础充足，从而保证了宗气的正常生成等。

6. 肺与肝的关系

肺与肝在生理上的关系，主要体现在气机调节方面的协同作用与依存关系。肺主气，保证一身之气的充足与调节，肝主疏泄，促使全身气机的调畅，肺气以肃降为顺，肝气以生发为宜。

7. 肺与肾的关系

肺与肾在生理上的关系，主要体现在水液代谢与呼吸运动两方面的协同作用和依存关系。肺主通调水道，肾为主水之脏，肺肾的协同作用，保证了水液的正常输布与排泄。肺的通调水道功能，有赖于肾的蒸腾汽化，而肾的主水功能，有赖于肺的宣发肃降。所以，肺肾在水液代谢功能方面，既有协同作用，又有依存关系。

8. 肝与脾的关系

肝与脾在生理上的关系，主要体现在消化功能方面的依存关系与血液运行方面的协同作用。肝主疏泄，调畅气机和分泌排泄胆汁，能协助脾之运化。脾气健旺，运化功能正

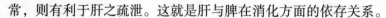

常，则有利于肝之疏泄。这就是肝与脾在消化方面的依存关系。

9. 肝与肾的关系

肝与肾在生理上的关系，主要体现在血与精之间和阴液之间的相互依存关系方面。肝藏血，肾藏精。血与精之间存在着相互滋生和转化的关系，即肝血的化生，有赖于肾中所藏之精的作用，而肾精的充盛，亦有赖于肝血的滋生。所以，精能生血，血能化精，称之为"精血互生"。

10. 脾与肾的关系

脾与肾在生理上的关系，主要表现在三个方面：一是肾脾为先天和后天之本的依存与协同关系，二是脾之运化功能与肾精肾阳之间的依存关系，三是脾肾在水液代谢过程中的协同作用。

六、脏与腑之间的相互联系

人体的内脏，在脏与腑之间也是有密切联系的。脏与腑之间的关系是比较复杂的，任何一脏都与各个腑有关，任何一腑都与各个脏有关。就其主要关系而言，脏腑之间存在着阴阳表里关系。脏属阴，腑属阳；阴主里，阳主表。这样一脏一腑，一阴一阳，一表一里，相互配合，形成了脏腑的密切联系。这种关系，简称"脏腑相合"。

1. 心与小肠的关系

心与小肠在生理上的关系，如心血滋养小肠，小肠吸收水谷精微可以化生心血，其间存在着相互依存的关系。在病理上，除心血不足与小肠吸收功能不良之间可以相互影响之外，中医学传统有"心火下移于小肠"的说法。心火亢盛，可见心烦、舌赤、口舌糜烂疼痛等症。如同时见到尿少、尿赤、尿痛等症，这就是"心火下移于小肠"，这是因为小便的形成与小肠有关。

2. 肺与大肠的关系

肺与大肠在生理上的关系，主要体现在肺气肃降与大肠传导功能之间的相互依存关系。肺气的肃降，有助于大肠传导功能的发挥。大肠传导功能正常，则有助于肺气的肃降。在病理情况下，如大肠实热，腑气不通，则可影响肺的肃降。而产生胸满、气短等症。肺失清肃，津液不能下达而肠燥，可见大便干结或便秘。

3. 脾与胃的关系

脾与胃在生理上既存在着协同作用，又具有依存关系。脾主运化，胃主受纳，脾主升、胃主降，相反相成。由于脾与胃生理作用的不同，所以脾病与胃病的临床表现是有区别的。如脾的运化功能失常，清气不升，主要见腹泻而夹有未消化的食物。胃的熟腐功能失常，饮食停积于胃而不降，主要见胃脘胀满等症状。

4. 肝与胆的关系

肝与胆在生理上的关系，主要体现在同主疏泄的功能方面。肝主疏泄，分泌和排泄胆汁；胆附与肝，胆汁来源于肝而泻于小肠。肝胆同主疏泄，共同发挥协助消化的作用。如肝胆湿热，疏泄功能失常。可见胁痛、黄疸、食欲不振等症。

5. 肾与膀胱的关系

肾与膀胱在生理上的关系，主要体现在排泄小便方面的相互依存和协同作用。人体水液经过肾的气化作用，浊者下降，必须有膀胱储留和排泄，而膀胱的储尿和排泄功能，又依赖于肾气的固摄与推动作用。因此，肾与膀胱共同协作，以完成排泄小便的功能。在病理情况下，肾与膀胱的病变可以相互影响。如肾气虚弱，气化失常或固摄无权，可以影响膀胱之储尿和排泄功能，出现小便不利或遗尿等症。膀胱湿热也可影响到肾，出现尿频、尿急、尿痛、腰痛等症。

脏腑之间的关系是脏腑学说中整体性联系的内容之一，说明人体各个内脏虽具有不同的功能，但它们是密切联系的有机整体。它们的联系方式，除在结构（包括经络）上有一定的联系外，主要是生理上存在着协同关系与依存关系，这样脏腑就形成了一个非常协调的统一整体。

第3节 气 与 血

气血是构成人体和维持人体生命活动的基本物质，是脏腑、经络等组织器官进行生理活动的物质基础，同时也是脏腑生理活动的产物。机体在进行生理活动时需要的能量来源于气血，而气血的生成和代谢，又依赖于脏腑、经络等组织器官的正常生理活动。故气血与脏腑等组织之间，始终存在着相互为用的密切关系，维持着人体正常生理功能活动。

一、气

1. 气的基本概念

这里的气是指人体之气，气是构成人体和维持人体生命活动最基本的物质，既是人体赖以生成的物质，又是脏腑组织功能活动的总称。气有两种形式：一是聚而成形的，如脏腑、形体等；二是无形的，呈弥漫状态，在体内流动不息，如体内的宗气和元气等。气是一种物质，具有运动的属性。气的不同运动形式，体现了各种不同的生理功能，人体脏腑组织的生理功能就是气的功能表现。人体之气，来源于父母的先天之精气，饮食中的水谷精气和存在于自然界的清气，通过肺、脾胃和肾等脏腑生理功能的综合作用而生成。

2. 气的生理功能

（1）推动作用。气的推动作用是指气具有激发和促进的作用，能促进人的生长、发育、生殖以及各个脏器、经络等组织器官的生理功能，推动血液的运行和生成。所以，气的推动激发作用好，机体生理功能就正常；气的推动作用弱，就会出现生长发育迟缓、早衰等脏腑经络功能减弱，血行瘀滞、水湿停聚、浮肿等异常现象。

（2）温煦作用。气的温煦作用是指气通过气化产生热量，使人温暖，祛除寒湿，气的温煦作用好，就能使人保持体温恒定；若温煦作用减弱，就会出现四肢怕冷，脏腑功能减弱，血液的运行和津液的输布功能都会受影响，机体失于温煦而呈现寒象。

（3）防御作用。气的防御作用是指气有护卫全身肌表，防御外邪入侵的作用，"正气存内，邪不可干"。若气的防御作用减弱，人体的抗病能力就下降，容易招致各种疾病的侵袭，人体出现亚健康现象也是气的防御作用明显低下的表现。

（4）固摄作用。气的固摄作用主要体现在对血、津液等液态物质，具有防止其无故流失和对脏器位置的固护作用。固摄作用具体表现在：固摄汗液、尿液、唾液、胃液、肠液、血液、精液等，控制分泌和排泄，不使其无故流失；固护人体内各脏器不移位，不下垂。若气的固摄作用减弱，就会造成出血、自汗、尿失禁、流涎、泛吐清水、腹泻、滑精、早泄、崩漏、带下，以及胃、肾、子宫下垂、脱肛等。固摄与推动相互作用，共同控制和调节机体内液态物质的正常运行，分泌和排泄。

（5）气化作用。气化主要是指通过气的运动产生的各种生理效应。例如：将食物转化为水谷精微，然后再化生为气、血、津液等；津液经过代谢，化生为汗液和尿液；饮食经过消化吸收后，其残渣转化为糟粕等，都是气化作用的具体表现。若气化作用减弱就会影响到气、血、津液的代谢、食物的消化吸收、汗液、尿液和粪便等的排泄，人的代谢功能就会变得不正常。

3. 气的运动

气的运动称为气机。气的运动形式多种多样，但在理论上可归纳为升、降、出、入四种基本形式（见图3—3）。气的升、降、出、入运动推动和激发着人体的各种生理功能，而且在脏腑、经络等组织器官的生理活动中，得到具体体现。如肺主出气、肾主纳气、肝主升发、肺主肃降、脾主升清、胃主降浊，各脏腑之间的生理活动，都是依据不同的气机运动完成的，由此构成了机体正常的生理活动，维持着生命活动的正常进行。升与降、出与入是相互作用，相反相成，共同完成人体内部及其外界环境之间的气化过程。升阳，降阴，吐故，纳新构成生命活动的基本过程，是生命规律的高度概括。

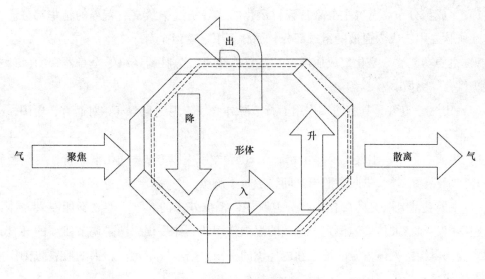

图3—3 气的运动的四种形式

4. 气的分布与分类

人体之气循行于全身，无处不到。根据其主要组成部分，分布的部位和功能特点不同，而有各种不同的名称，主要有以下几种：

（1）元气。元气又名"真气"，是人体最基本、最重要的气，是人体生命活动的原动力。

1）生成与分布：元气是由肾所藏的先天之精化生而成，通过三焦运行全身，内至脏腑，外达肌肤腠理，无处不在。

2）主要功能：推动人体生长发育，温煦和激发各个脏腑、经络等组织器官的生理功能。元气充沛，生命活动就旺盛，元气虚弱，机体就容易产生各种疾病。

（2）宗气。宗气是积于胸中之气，属后天之气，宗气在胸中聚积之处，称为"气海"，又名"膻中"。

1）生成与分布。宗气是肺吸入的清气和脾胃从饮食物中运化而来的水谷精气相互结合化生而成的。宗气聚积在胸中，贯注于心肺之脉，上出于肺，沿咽喉循行，下蓄于丹田，沿足阳明经循于足部。

2）主要功能。一是走息道以司呼吸，故语言声音呼吸的强弱与宗气有关，所以一般声音洪亮的人，都被称为宗气足。二是贯心脉以行气血。故肢体的温度和活动能力、听力、视力，心脏的搏动节律是否正常均与宗气有关。

（3）营气。营气是行于脉中而具有营养作用之气。因富有营养在脉中运行不息，故称为营气。营气与血有密切关系，故又称营血，营气与卫气相对为阴，故又称"营阴"。

1）生成与分布。营气主要来自脾胃运化的水谷精气中最富有营养的精华部分。营气充盈在血脉之中，成为血液的组成部分，循脉上下，营运全身。

2）主要功能。一是化生成血液，二是营养全身，为脏腑经络等全身器官的生理功能活动提供营养物质。

（4）卫气。卫气是具有防御作用而行于脉外之气。卫气与营气相对而言，属阳，故又称"卫阳"。

1）生成与分布。卫气主要是由水谷精气所化生，卫气与营气相偕而行，卫气经肺的宣发，行于经脉之外，皮肤、肌肉之间，散布于胸腹。

2）主要功能。一是防御作用，护卫肌表，抵抗外来的邪气，使之不能侵入人体；二是温煦作用，保持人体体温恒定，是气的温煦作用的具体表现；三是调节肌腠的开合，汗液的排泄，以维持人体体温的恒定和内环境的平衡。当卫气不足时，人的肌表防御作用减弱，机体就容易受外邪侵袭，出现自汗等病变。

二、血

1. 血的基本概念

血，即血液，是循行于脉中富有营养的红色的液态物质，是构成人体和维持人体生命活动的基本物质之一。必须在脉管内有规律地循行，才能充分发挥营养和滋润的生理功能。

血主要由营气和津液所组成。营气和津液都来自脾胃运化而生成的水谷精微，所以说脾胃是气血生化之源。人们吃进去的食物是由胃腐熟和脾的运化，成为水谷精微，然后再经脾的升清输布至肺，与肺吸入的清气相结合，再经过肺的气化作用，注入脉中，化为血液。

2. 血的生理功能

（1）营养滋润全身。全身脏腑、器官组织只有得到血液的濡养，才能维持正常的生理功能，如肝受血而能视，足受血而能步，掌受血而能握，指受血而能摄。血的营养滋润作用好，人就显得面色红润，肌肉丰满壮实，皮肤和毛发滋润有华，人的感觉和运动灵活自如，显得精神饱满，十分健康。血虚则会出现头昏目眩、面色苍白、微黄、毛发干枯、肌肤干燥、肢端或肢体麻木、行动迟缓等症状。

（2）神智活动的物质基础。血足能充养脏腑、器官，使人的精力充沛，神智清晰，思维敏捷，感觉灵敏，活动自如。血虚则精神衰退、多梦、健忘、失眠，严重血虚者还可神志恍惚、惊悸不定、昏迷或神智失常。

3. 血的运行

血在脉管中运行不息，流布全身。血要正常运行必须具备两个条件：一是脉管系统要保持完整和通畅；二是全身各脏腑要发挥正常的生理功能，尤其是心、肺、肝、脾四脏的功能特别重要。心气是推动血液运行的主要动力。

心主血脉，心脏的功能正常才能很好地将血推动在脉中循行，然后将血送至全身，发挥濡养作用。肺朝百脉和主宗气，肺的功能正常，能调节全身的气机，辅助心脏，推动和调节血液的运行。脾主统血，脾的健运，可以统摄全身血液不外溢。肝主藏血，肝有藏血和调节血流量的功能，肝的功能正常，对血液的运行将起到主要作用。四个脏器的功能互相协调平衡，维持着血液的正常运行，如心、肝、脾、肺有不同的功能异常，就会出现血液流速减慢、血瘀、出血等不正常现象。

三、气与血的关系

气属阳，血属阴，气血之间相互依存，相互滋生，相互制约。

1. 气为血之帅

（1）气能生血。气能生血是指气的运动变化是血液生成的动力。将食物中的营养转化成血的过程，离不开脏腑之气的气化作用，故气能生血。

（2）气能行血。血的运行有赖于气的推动，主要依靠心气的推动以及肺气的宣发肃降，肝气的条达共同作用完成的，故气行则血行，气滞则血瘀。若脏腑的气机逆乱，血随气升，则出现面红、目赤，甚至吐血，或血随气陷，甚至可能出现崩漏。

（3）气能摄血。气对血具有统摄和固摄作用，使血循行于脉中而不致外溢，这个统摄功能主要是通过脾统血的功能来实现的。

2. 血为气之母

（1）血能载气。血是气的载体，如血不能运载气，则气浮无根。所以，当大出血时，气亦随之涣散了。

（2）血能生气。血提供营养给气，使气保持充盈，若血虚时，气也就衰竭了。

第4节　望诊与问诊

中医诊断，主要是通过望、闻、问、切的手段进行，一般称为"四诊"。这里主要介绍较为常用的望诊和问诊。

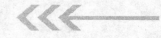

一、望诊

望诊是对人体全身和局部的一切可见的征象以及排出物等进行有目的地观察，以了解身体状况的一种方法。望诊的内容较广泛，主要是观察人的神、色、形、态变化，舌象以及皮肤、五官九窍的局部变化和分泌物等。

1. 全身望诊

（1）望神。神是人体生命活动的总称，有广义和狭义之分，广义是指人体生命活动的外在表现，狭义是指人的精神意识活动、思维活动。望神是通过观察人体生命活动的整体表现来了解判断脏腑的盛衰，病情轻重，预后。望神主要是望面部的气色和眼神，形体的动静状态，以及精神意识、言语气息等，其中望眼神最为重要。

1）得神。得神亦称有神，得神表现为精力充沛，神志清楚，言语正常，反应灵敏，呼吸顺畅。得神提示正气未伤，脏腑功能未衰，病情较轻，预后良好。

2）少神。少神表现为神气不足，精神倦怠，动作迟钝，气短懒言，面色少华等。少神提示正气已伤，脏腑功能较差，多见于虚证。

（2）望色。望色是指望面部的气色和光泽，面部的色泽是脏腑气血的外在表现。因此通过望色可了解脏腑功能状态和气血盛衰的情况。根据五行学说，五色配五脏，且五色变化能反映相应脏腑的精血盈亏，光泽的变化能了解神气的盛衰。

1）常色。常色是指正常的面色和肤色，因种族不同而异。我国健康人的面色是微黄透红，明润光泽。

2）病色。病色包括青、黄、赤、白、黑五种颜色。五色善恶主要通过色泽变化反映出来，提示病情轻重与预后。明润光泽而含蓄为善色，表示病情较轻，预后较佳；晦暗枯槁而显露为恶色，表示病情较重，预后较差。青色，主寒证、痛证、血瘀；赤色，主热证；黄色，主湿、虚、黄疸；白色，主虚、寒、失血；黑色，主肾虚、水饮、瘀血。

（3）望形体。形体是指人的外形和体质。通常望胖瘦、主要是反映阴阳气血的偏盛偏衰。形体肥胖、皮肤细白、少气乏力，为形盛气虚之痰湿体质；形体干瘦、皮肤苍黄、肌肉瘦削、易躁易怒多为阴虚内热之多火体质。

2. 局部望诊

（1）望眼。眼部内应五脏（见图3—4），其中目眦属心，白睛属肺，黑睛属肝，瞳孔属肾，上下眼睑属脾。眼部可反映五脏的情况。眼神是望眼的重要内容。目光有神采，视物清晰，转动灵活，提示无病或有病较轻；白睛暗浊，黑睛晦滞，目光呆钝，视物模糊，转动不灵，为无神，提示有病且较重。

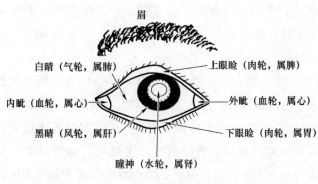

眉

白睛（气轮，属肺） ——— 上眼睑（肉轮，属脾）

内眦（血轮，属心） ——— 外眦（血轮，属心）

黑睛（风轮，属肝） ——— 下眼睑（肉轮，属胃）

瞳神（水轮，属肾）

图3—4 左眼五轮分区图

（2）望耳。望耳可了解肾与肝胆的情况。耳轮肉厚，色红明润为肾精充足或病浅易愈，肉薄干枯则为肾精不足。

（3）望鼻。望鼻可了解肺与脾胃的情况。鼻的色青多为虚寒或腹痛，色赤多为脾肺热盛，色黄多为湿热，色白则为气血不足。

（4）望口唇。口唇主要反映脾胃的情况。唇色红润为正常，唇色红紫为实热，鲜红为阴虚，淡白为脾虚血少。

（5）望齿龈。齿龈主要反映肾与胃的情况。牙龈肿痛是胃火上炎，出血兼痛为胃火，不痛为肾火；牙齿内垢为胃浊熏蒸；牙齿干燥不泽，为阴液已伤；牙干焦有垢是胃肾俱热；干焦无垢是胃肾阴虚；咬牙磨牙多为肝风内动；小儿眠中咬牙多因胃有积滞或虫积。

3. 望舌

望舌主要是观察舌质与舌苔的变化。舌质也称舌体，是舌的肌肉脉络组织。舌苔是附于舌面的一层苔垢，是由胃气上蒸而成。足太阴脾经、足少阴肾经、足厥阴肝经、手少阴心经均连于舌，说明脏腑经络与舌有密切关系，即脏腑的精气上荣于舌，其身体状况可从舌质与舌苔变化反映出来。一般分析舌质可反映正气情况、脏腑虚实和气血盛衰；舌苔反映邪气情况、病邪深浅和胃气存亡。通过望舌可以判断正气的盛衰、分辨疾病的部位、区别病邪的性质和推断病邪的进退。

望舌时要注意光线是否充足，以自然光线为佳。顾客应自然伸舌，不可太过用力。悬灸师应循舌尖、舌中、舌根两旁顺序察看，先看舌苔、再看舌质并要注意辨别染苔。

古人在长期临床实践中总结发现舌的特定部位与相应脏腑密切相关。舌尖为心肺，舌边为肝胆，舌中为脾胃，舌根为肾（见图3—5）。若某一脏腑有病变，在舌的相应部位可反映出来。

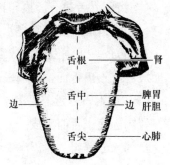

舌根 ——— 肾

舌中 ——— 脾胃

边 ——— 边 肝胆

舌尖 ——— 心肺

图3—5 舌

正常舌象为淡红舌，薄白苔，即舌质淡红明润，胖瘦适中，柔软灵活；舌苔薄白均匀，干湿适中，不黏不腻，揩之不去。

(1) 望舌色

1) 淡白舌。舌色红少白多，多主虚症、寒症。多为阳气衰弱或气血不足，舌失所养而致。舌淡白而胖嫩多为阳虚寒湿；淡白而瘦薄多为气血两虚。

2) 红舌。舌色鲜红，主热证。多为热邪炽盛，舌之血脉充盈所致。全舌深红、质粗有苔，甚至起芒刺者多为实热新病；舌红而舌心干燥可为热灼胃津；舌边红赤为肝胆有热；舌尖红起刺芒多为心火上炎；舌质嫩红、少苔或无苔多为阴虚内热。

3) 绛舌。舌色深红甚于红舌，主邪热炽盛、主瘀。实热者多为外感热病；舌绛而起刺为热入营血；绛而干燥裂纹为热灼阴津；舌绛少苔或无苔多为阴虚火旺；舌绛无苔，舌面光亮无津称为镜面舌，为内热阴液亏耗；舌绛不鲜，干枯而萎者，为肾阴枯竭。

4) 青紫舌。色淡紫无红者为青舌，舌深绛而暗为紫舌，两者常常并见。青舌主阴寒，瘀血；紫舌主气血壅滞、瘀血。舌色紫绛，干燥苔黄，多为瘀热闭阻、热毒炽盛；舌色紫晦暗而湿润，多为痰湿或瘀血。

(2) 望舌形

1) 老嫩。舌质粗糙，坚敛苍老，主实证或热证，多见于热病极期；舌质细腻，浮胖娇嫩，或舌边有齿痕，主虚证和寒证，多见于疾病后期。

2) 胖瘦。舌体肥大边有齿印为胖大舌，舌体瘦小薄瘪为瘦瘪舌。舌淡白胖嫩，苔白水滑，多为脾肾阳虚，水湿停留；舌红绛胖大，苔黄厚腻，多为脾胃湿热；舌红肿胀而苔黄多为心脾有热；舌瘦瘪淡红而嫩，多为心脾两虚，气血不足；舌瘦薄绛干多为阴虚热盛。

3) 裂纹。舌面有裂沟，深浅不一，常见于舌面的前半部及舌尖两侧，多因阴液耗伤；舌质红绛，少苔燥裂为热盛伤阴；舌淡红而嫩，有裂纹者多为肾阴不足或血虚阴亏；舌生裂纹细碎常见于年老阴虚。

4) 齿印。舌边有齿痕印称为齿痕舌，常与胖大舌并见，多属气虚或脾虚。舌质淡红胖嫩，边有齿痕，多为脾虚水湿内停；舌质淡白，苔白湿润而有齿痕，常为寒湿困脾。

5) 舌疮。舌疮以舌边或舌尖为多，形如粟粒或为溃疡，局部红痛，多为心经热毒壅盛而成；疮不出舌面，红痛较轻，多为肝肾阴虚，虚火上炎所致。

(3) 望舌苔。舌苔是附于舌面上的一层白色的苔垢，正常的舌苔为薄白苔，是胃气上蒸，胃阴上润于舌而生成。古人比喻正常的舌苔生长，犹如土地上长青苔，要有地气上蒸和充足的水分养料。

1) 苔质

①厚薄。透过舌苔能隐约见到舌质者为薄，为正常舌苔，不能见舌质者为厚。舌苔的厚薄可反映病邪的深浅和轻重。苔薄者多邪气在表，病情较轻邪侵较浅；苔厚者多邪入脏腑，病较深重。薄渐厚，为病势渐增；由厚变薄，为正气渐复。

②润燥。苔质的润燥反映津液状况。苔润表示津液未伤；太过湿润，水滴欲出者为滑苔，主脾虚湿盛或阳虚水泛。苔燥者多为津液耗伤，或阴液亏虚。舌质淡白，口干不渴，或渴不欲饮，多为阳虚不运，津不上承。

2）苔色

①白苔。白苔主表证、湿证、寒证。苔薄白为病邪在表，病情较浅。苔白而厚，主湿浊内盛或寒湿痰饮；苔白滑黏腻多主痰湿。

②黄苔。黄苔主里证、热证。黄色越深，热邪越重。薄黄苔多为风热在表；苔黄滑、舌淡胖嫩，多为阳虚水湿不化；苔黄厚滑，多因湿热积滞；苔黄黏腻，为脾胃湿热或痰湿食滞；老黄焦裂或有芒刺，为里热盛极，耗伤气阴。

二、问诊

问诊是了解顾客亚健康状况的重要方法之一。通过系统而又重点突出的问诊可以了解到顾客比较真实而全面的身体信息，是为顾客进行正确辩证制定调理方案的重要环节。问诊收集的信息越全面，提供辩证的依据就越翔实，辩证的结论也就越准确。

悬灸师要做到准确地进行问诊，必须熟练地掌握问诊的内容，才能抓住重点，深入了解顾客的身体状况。问诊时要做到：态度诚恳，语音亲切，语调温婉，给人以亲切感，才能取得顾客的信任，使顾客详细地倾诉其身体情况。问诊的内容主要包括：一般情况、主诉、现在身体状况、个人生活史、家族史等。

主诉是顾客接受调理前最主要的症状或体征及其持续时间，如"颈肩部不适一周"。询问主诉时应注意把主诉抓准，将症状和体征的部位、性质、程度、时间等询清楚。故主诉具有重要的诊断价值，是调查、认识、分析、处理不适的重要线索。

问现在史，是指对顾客调理时所自觉的主要症状（体征），以及其他对辩证有意义的全身情况，进行详细询问，包括询问寒热、出汗、饮食口味、大小便、疼痛、睡眠等。

1. 问寒热

寒热，即怕冷、发热的症状。怕冷与发热，并不局限于体温的升高或降低，如怕冷可以是顾客主观上感觉冷，而其体温不一定低于正常；发热除指体温高于正常外，还包括顾客全身或某些局部发热的主观感觉。

2. 问汗

汗，是阳气蒸化津液，从腠理达于体表所致。汗出与阳气盛衰、津液盈亏和腠理疏密相关。询问时应注意了解汗的有无，汗出的时间、部位、多少，以及主要兼症等。

（1）汗出有无。了解汗的有无，可以分辨表里寒热和正气的盛衰。

（2）汗出时间。根据汗出时间，可辨正气盛衰和疾病的预后。

1）自汗。经常汗出，活动后更甚，称为自汗。多见于气虚阳虚证。由于阳气亏虚，不能固摄肌表，腠理不密，津液外泄，故汗自出。

2）盗汗。入睡时汗出，醒则汗止，称为盗汗。多见于阴虚内热症。由于阴虚本已内热，入睡时阳入于阴，一者卫阳不固，二者致使内热更甚，虚热逼津外泄，故而汗出。醒则阳从阴出，卫阳复固肌表，汗即自止。

（3）汗出部位。根据汗出的部位，对判断其相关脏腑的阴阳盛衰有意义。

1）头汗。仅头部和颈部出汗较多，称"头汗"。多因上焦邪热、中焦湿热。头汗若因上焦邪热，阳气亢盛于上所致，一般兼见烦渴、舌尖红、苔黄等症；因中焦湿热蕴结，湿郁热蒸所致，往往兼有身重困倦、小便不利、苔黄腻等症。

2）手足汗。手足汗是胃肠蕴热所致。因四肢为诸阳之本，阳明热盛，邪热蒸迫津液旁达四肢，外泄则为手足汗出。手足心汗多，兼见于口干咽燥、便秘尿黄，多为阴经郁热所致。

3. 问饮食口味

问饮食口味，包括口渴与饮水、食欲与食量、口味等方面。

（1）口渴与饮水。应注意询问有无口渴、饮水多少、喜冷喜热等。

（2）食欲与食量。食欲是指进食的要求和对进食的欣快感觉。食量是指实际的进食量。在疾病过程中，食欲恢复、食量渐增，是胃气渐复的表现；反之则常是脾胃功能日渐衰弱的征兆。

（3）口味。主要是询问口中有无异常的味觉。口淡乏味，兼纳少，口泛清水，多见于脾胃虚寒证；口甜或黏腻，是脾胃湿热蕴热；口中酸馊，见于伤食；口苦，为肝胆火旺；口咸，为肾病阴虚火旺，或阳虚水泛。

4. 问大小便

问二便应注意询问大小便的性状、颜色、气味、时间、量的多少，以及排便次数、排便时的感觉、伴随的症状等。

（1）大便。健康人每日大便一次，或每日两次，成形不燥，或两日一次，排便畅通，均为正常次数。大便性状则以便内无脓血、黏液、未消化的食物等为正常现象。

1）便次异常，有便秘和泄泻之分。

①排便困难，排便间隔时间延长，甚至多日不便，称为便秘。因热盛伤津者，为热秘；因阴寒内结者，为冷秘；因气机壅滞者，为气秘；因气虚无力排便、津亏、肠道失润所致者，为虚秘。

②大便稀软不成形，或呈水样，便次增多，称为泄泻。大便稀薄不成形，称溏泻，由脾失健运所致。腹痛泄泻必在黎明，泻后则安，称为五更泻，或称黎明泻，是肾阳亏虚，命门火衰。

2）便质异常。大便中夹有未消化的食物，为"完谷不化"，是脾肾阳虚，不能腐谷消食的表现。大便干结，稀薄不稠，称"溏结不稠"。若大便时干时稀，多由肝郁脾虚所致；大便先干后稀，则为脾虚，运化无力。

3）排便感异常。排便时肛门有灼热感，是热迫大肠；肛门有下坠落感，甚则肛门脱垂，多为脾虚气陷。

（2）小便。健康成人在一般情况下，日间排尿 3 ~ 5 次，夜间 0 ~ 1 次，每昼夜总尿量约 1 000 ~ 1 800 mL。尿次和尿量，受饮水、温度、出汗、年龄等因素的影响。由于小便为津液所化，从小便的变化，可以察知体内津液的盈亏和有关内脏的气化功能是否正常。

1）尿量异常。尿量增多，多属虚寒；尿量减少，既可以由于热盛、汗多伤津，又可因吐、泻损伤津液，以致化源不足。

2）尿次异常。小便次数增多，时欲小便，称"小便频数"。新病尿短赤，急迫而频数，多属下焦湿热；久病尿清长而频数，为肾气不固；夜间尿次增多，属肾阳虚等。

3）排尿感异常。小便涩痛，兼有急迫或灼热感的，多是湿热下注膀胱所致，常见于淋病。小便后点滴不尽，称"余沥不尽"，是因肾气亏虚，肾气不固所致。

5. 问疼痛

疼痛，是最常见的自觉症状之一，可发生于机体的各个部位。其形成，有因实而致痛的，如感受外邪，或气滞而瘀，或痰浊凝滞，或虫积食积等，阻闭经络，使气血运行不畅，"不通则痛"；也有因气血不足，或阴津亏损，脏腑经络失养，因虚致痛的。

问疼痛，应注意询问疼痛的部位、性质、程度、时间、喜恶等。

疼痛的部位。由于机体的各个部位总是与一定的脏腑经络相联系，所以分辨疼痛的部位，对于了解病变所在的脏腑经络，有一定的意义。

（1）头痛。头为诸阳之会，脑为髓之海，十二经脉与奇经八脉大都与头部有联系，尤其是手足六条阳经，直接循行于头部。

引起头痛的原因很多，无论外感、内伤虚实诸证，均可导致头痛。如头项痛属太阳经，前额痛属阳明经，头侧痛则属少阳经，头顶痛属厥阴经等。

（2）胁痛。肝与胆位于右胁，而两胁均为肝胆二经分布的部位。故胁痛一般属于肝胆的病变。如肝气不舒、肝胆火盛、气滞血瘀以及悬饮等病变，都可引起胁痛。

（3）脘痛。脘，指上腹（剑突下）部，是胃所在的部位，故称胃脘。胃有受纳、腐熟水谷的功能，以降为顺。若进食后痛加剧者，多属实证；进食后痛缓解者，多属虚证。

（4）腹痛。腹部的范围较广，可分为大腹、小腹、少腹等部分。脐周围可称为脐腹，属脾和小肠；脐以上的腹部可统称为大腹，包括脘部、左上腹、右上腹，一般属脾胃及肝胆；脐以下为小腹，属膀胱、胞宫、大小肠；小腹两侧为少腹，是肝经经脉所过之处。根据疼痛发生的不同部位，可以察知其所属的不同脏腑。

（5）腰痛。腰部中间为脊骨，督脉行于脊里，两侧为肾所在的部位。腰痛以两侧为主者，一般属于肾的病变。若腰脊疼痛连及下肢者，多属经脉阻滞。腰痛连腹，绕如带状，为带脉损伤。

（6）四肢痛。四肢疼痛，或在关节，或在肌肉，或在经络，或在筋骨，多由风寒湿邪的侵袭，或是湿热蕴结，以致阻滞气血的运行所引起。亦有困于脾胃虚损，水谷精微不能运布于四肢而作痛者。若疼痛独见于足跟，或胫膝酸痛，多属肾虚。

6. 问睡眠

睡眠是人体适应昼夜阴阳消长的变化，以维持机体内阴阳协调平衡的生理现象。

（1）失眠。失眠又称不寐，常伴见多梦，是阳不入阴，心神不安，神不守舍的反映。常见的表现有不易入睡，甚则彻夜不眠；睡后易醒，醒后不得再睡；时时惊醒，不能安卧；以及因脘腹胀满，嗳腐吞酸而致的夜卧不安。

（2）嗜睡。睡意很浓，不分昼夜，经常不由自主地入睡，唤之易醒，醒后又即睡，称为嗜睡，又称多寐。多见于阳虚阴盛，阳不出表的病症。

7. 问月经

健康而发育成熟的女性，每月定期来潮，月经的初潮年龄为 13～15 岁，停（绝）经年龄约在 49 岁左右。在正常的情况下，月经周期一般为 28 天左右，行经天数为 3～5 天，经量中等，经色鲜红，经血的质不稀不稠，没有夹杂血块。

问月经应该注意询问月经的周期、行经天数、经量、经色、经质及其兼症，必要时须询问末次月经的日期，以及初潮或停经年龄。

根据月经的周期和量、色、质的异常改变，可判断疾病的寒热虚实。

8. 问带下

正常情况下，妇女阴道内有少量乳白色、无臭的分泌物，有濡润前阴的作用。若分泌物过多或绵绵不绝，即为病理性带下。问带下，应注意询问量的多少、色、质、气味等。

（1）白带——带下色白量多，淋漓不绝，清稀如涕，无臭味，多属脾虚湿注。

（2）黄带——带下色黄，黏稠臭秽，或伴外阴部瘙痒的，多属湿热下注。

（3）赤白带——白带中混有血液，赤白混杂，微有臭味者，多属肝经郁热。

总之，凡带下色白而清稀、无臭，多属虚证、寒证；带下色黄或赤，稠黏臭秽，多属实证、热证。

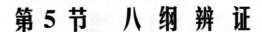

第5节 八纲辨证

中医学中有很多辨证的方法，如：脏腑辨证、气血辨证、经络辨证等。而最基本的纲领性的辨证就是八纲辨证。八纲辨证分为阴阳、表里、寒热和虚实。

虚实是对人体正气强弱和邪气盛衰的两种证候的概括。虚证主要是正气不足，实证主要是邪气过盛。辨别虚实是悬灸调理时确定扶正或祛邪的主要依据。

一、阴阳辨证

阴阳是八纲的总纲，是概括病症类别的一对纲领，大可以概括整个病情，小可以用于对所出现症状的分析。因此，尽管病症千变万化，但归纳起来又不外乎阴证和阳证两大类。

1. 阴证

阴证是体内阳气虚衰或寒邪气滞的证候，属寒、虚。机体反应多呈衰退的表现。

2. 阳证

阳证是体内热邪壅盛，或阳气亢盛的证候，属热、实。机体反应多呈亢盛的表现。

3. 阴证与阳证的鉴别（见表3—2）

表3—2 　　　　　　　　　　　阴证与阳证的鉴别

证候/症状	面色	寒热	口渴	大便	小便	舌象
阴症	苍白	畏寒肢冷	口不渴	溏稀	清长	舌淡胖嫩
阳症	面赤	身热	口渴	秘结	短赤	舌红绛苔黄

二、表里辨证

表里是辨别病变部位、病情轻重和病势趋向的两个纲领。人的皮毛、肌腠、经络在外，属表；五脏六腑在内，属里。

1. 表证

表证是外感六淫之邪，入侵机体口鼻，皮毛等表浅部位之证候，多起病急，病程短，病位浅，多在疾病初期。

2. 里证

里证是病变部位在脏腑所致的证候，五脏六腑在内，属里，脏腑受病，多为病邪入里，

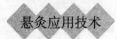

病程较长。

3. 表证与里证的鉴别（见表3—3）

表3—3　　　　　　　　　　　　　表证与里证的鉴别

证候/症状	病位	感受外邪	寒热	舌象
表症	皮毛、肌腠	外邪犯表	发热恶寒或恶风	苔薄白
里症	脏腑	病邪入里	不恶风寒	苔厚黄

三、寒热辨证

寒热是辨别疾病和体质性质的两个纲领，寒热是阴阳偏盛偏衰的具体表现。辨寒热就是辨阴阳之盛衰。

1. 寒证

寒证是感受寒邪或阳虚阴盛，机体的机能活动表现为抑制或衰退的证候。

2. 热证

热证是感受热邪或阳盛阴伤，机体的机能活动表现为亢进的证候。

3. 寒证与热证的鉴别（见表3—4）

表3—4　　　　　　　　　　　　　寒证与热证的鉴别

证候/症状	面色	四肢	寒热	口渴	大便	小便	舌象
寒证	苍白	冰凉	怕冷	不渴或热饮不多	稀溏	清长	舌淡苔白润
热证	红赤	燥热	发热	口渴喜冷饮	干结	短赤	舌红苔黄干

四、虚实辨证

虚实是用以概括和辨别正气强弱和邪气盛衰的两个纲领。实证主要是邪气过盛、虚证主要是正气不足。

1. 虚证

是指人体正气不足、脏腑功能衰退所表现的证候，可分为气虚、血虚、阴虚、阳虚。

（1）气虚证。气虚证是指全身或某一脏腑功能减退而产生的证候。

（2）血虚证。血虚证是指血液不足，不能濡养脏腑、经脉、组织、器官而出现的证候。

（3）阴虚证。阴虚证是指由于体内阴液亏损所致的证候。

（4）阳虚证。阳虚证是指体内阳气不足所出现的证候。

2. 实证

实证是指体内邪气过盛，脏腑功能亢盛所表现出来的证候。

3. 虚证与实证的鉴别（见表3—5）

表3—5　　　　　　　　　　　　　虚证与实证的鉴别

证候＼症状	病程	体质	形态	疼痛	大便	小便	舌象
虚证	久病	虚弱	精神萎靡、身倦乏力、气弱懒言	隐痛喜按	稀溏	清长	舌淡嫩、少苔
实证	新病	壮实	精神亢奋、声高气粗	疼痛拒按	秘结	短赤	苔厚腻

第6节　经络概述

经络是经脉和络脉的总称。经脉是人体直行的主干，多循于深部，纵行于固定的部位。络脉是分支，深部和浅部都有，呈纵横交错布满全身。它们内连五脏六腑，外连肢节、筋肉皮肤，成为沟通人体气血运行的主要通道。

一、经络的组成

经络由经脉和络脉组成如图3—6所示：

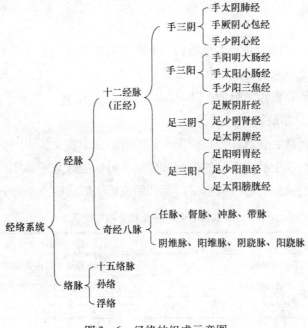

图3—6　经络的组成示意图

二、经络系统的功能

1. 沟通表里上下，联系脏腑器官

十四经脉及其分支纵横交错，通达上下，入里出表，相互络属于脏腑。从而使机体五脏六腑、四肢、百骸、五官九窍、筋肉皮肤等组织器官等有机地联系起来，构成一个彼此之间紧密联系的统一整体。

2. 通行气血，濡养脏腑组织

人体各个组织器官，均需要气血濡养，才能维持其正常的生理功能。而气血之所以能通达全身，发挥其营养脏腑组织，抗御外邪，保护机体的作用，必须依赖于经络的传注。

3. 调节机能平衡

经络能运行气血和协调阴阳，以维持机体生命活动的协调平衡。机体在生病时，会出现气血不和及阴阳偏盛偏衰的证候，可通过针法和灸法等治疗和调理手法，激发经络的调节作用，以"泻其有余，补其不足"的调理方法，促使机体恢复到平衡状态。

4. 感应传导作用

感应传导是指经络系统对于针感、灸感或其他刺激的感觉传递和通导作用。在针灸中出现"得气"现象和"行气"现象，针感或灸感会沿着经络循行部位而传导，就是经络感应和传导作用的具体表现。

三、十四经脉

在经络系统中，经脉上具有本经腧穴的有十二条正经和两条奇经，即任脉和督脉。奇经八脉的其他六脉上，只有和它经相交会的交会穴，本身没有穴。所以通常用得最多的是十四经脉，这也是需要重点掌握的。

1. 名称分类和分布规律

十四经脉中的任脉和督脉，分别位于人体的前后正中线上。十二正经对称地分布于人体的两侧，分别循行于上肢或下肢的内侧或外侧，每一经脉分别属于一个脏或一个腑。因此十二经脉中每一经脉的名称，包括手或足、阴或阳、脏或腑三个部分，见表3—6。

表3—6　　　　　　　　　　十四经脉名称分类和分布规律表

十四经脉名称		分布规律
	手太阴肺经	胸旁至上肢内侧前部
手三阴	手厥阴心包经	乳房旁到上肢内侧中部
	手少阴心经	腋下至上肢内侧后部

十四经脉名称		分布规律
手三阳	手阳明大肠经	食指至上肢外侧前部及头部
	手少阳三焦经	无名指至上肢外侧中部及头部
	手太阳小肠经	小指至上肢外侧后部及头部
足三阳	足阳明胃经	头、身及下肢外侧前部
	足少阳胆经	头、身及下肢外侧中部
	足太阳膀胱经	头、身及下肢外侧后部
足三阴	足太阴脾经	下肢内侧前、中部及胸腹部
	足厥阴肝经	下肢内侧中、前部及胸腹部
	足少阴肾经	下肢内侧后部及胸腹部
任督	任脉	自会阴经腹、胸到下唇
	督脉	自会阴经后腹正中线到上齿龈

2. 走向和交接规律

十二经脉的走向和交接是有一定规律的。手三阴经从胸腔走向手指末端,交手三阳经;手三阳经从手指末端走向头部,交足三阳经;足三阳经从头面部走向足趾末端,交足三阴经;足三阴经从足趾走向腹、胸腔,交手三阴经。这样就构成了一个阴阳相贯,如环无端的循环经路。

3. 表里络属关系

十二经脉中的阴经和阳经不是截然分开的,而是通过经脉的直接衔接和经别、别络的沟通,相互联系,组合成六对"表里相合"的关系。具体组合如下:手阳明大肠经与手太阴肺经相为表里;手少阳三焦经与手厥阴心包经相为表里;手太阳小肠经与手少阴心经相为表里;足阳明胃经与足太阴脾经相为表里;足少阳胆经与足厥阴肝经相为表里;足太阳膀胱经与足少阴肾经相为表里。任脉和督脉不像十二经脉那样表里相合,但也与十二经脉也有着密切的联系。

4. 流注次序

十二经脉气血流注的次序是通过手足阴阳表里经的连接而相传的,从手太阴肺经开始,依次传至足厥阴肝经,再传至手太阴肺经,首尾相贯,如环无端。具体流注次序如图3—7所示。

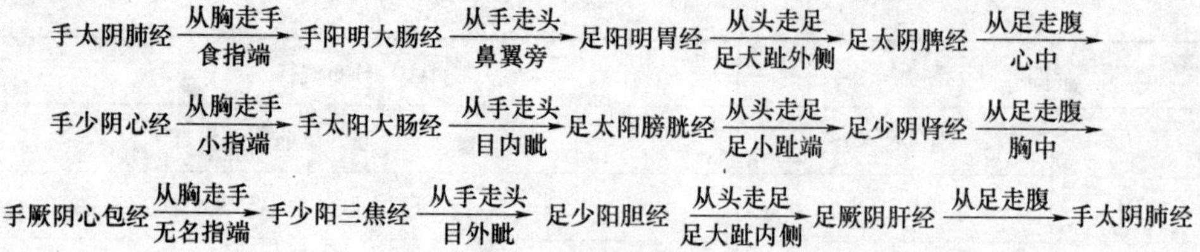

手太阴肺经 从胸走手 食指端 手阳明大肠经 从手走头 鼻翼旁 足阳明胃经 从头走足 足大趾外侧 足太阴脾经 从足走腹 心中
手少阴心经 从胸走手 小指端 手太阳大肠经 从手走头 目内眦 足太阳膀胱经 从头走足 足小趾端 足少阴肾经 从足走腹 胸中
手厥阴心包经 从胸走手 无名指端 手少阳三焦经 从手走头 目外眦 足少阳胆经 从头走足 足大趾内侧 足厥阴肝经 从足走腹 手太阴肺经

图 3—7　十二经脉气血流注次序图

此外，十二时辰与经脉流注也有密切关系（见图 3—8 和表 3—7）

日中
日昳
日晡
日入
黄昏
人定
夜半
鸡鸣
平旦
日出
食时
隅中
11点
13点
15点
17点
19点
21点
23点
1点
3点
5点
7点
9点
心经
小肠经
膀胱经
肾经
心包经
三焦经
胆经
肝经
肺经
大肠经
胃经
脾经
午
未
申
酉
戌
亥
子
丑
寅
卯
辰
巳

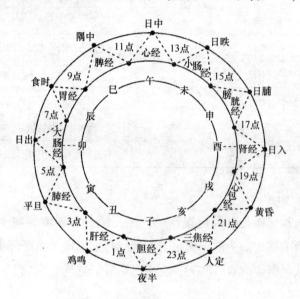

图 3—8　时辰与十二经脉流注图

表 3—7　　十二经脉流注时辰

序	十二经脉	流注时辰	脏腑生理功能
1	手太阴肺经	03：00—05：00 寅时	“肺朝百脉”，肝在丑时把血液推陈出新之后，将新鲜血液提供给肺，通过肺送往全身。所以，人在清晨面色红润、精力充沛以迎接新一天的到来
2	手阳明大肠经	05：00—07：00 卯时	“肺与大肠相表里”，肺将充足的新鲜血液布满全身，紧接着促进大肠经进入兴奋状态，完成吸收食物中水分与营养、排出渣滓的过程，起床利于排泄
3	足阳明胃经	07：00—09：00 辰时	人在 7 点吃早饭最容易消化，如果胃火过盛，会出现嘴唇干裂或生疮

序	十二经脉	流注时辰	脏腑生理功能
4	足太阴脾经	09: 00—11: 00 巳时	"脾主运化，脾统血"，脾是消化、吸收、排泄的总调度，又是人体血液的统领。"脾开窍于口，其华在唇"，脾的功能好，消化吸收好，血的质量好，嘴唇才是红润的。唇白标志血气不足，唇暗、唇紫标志寒入脾经
5	手少阴心经	11: 00—13: 00 午时	"心主神明，开窍于舌，其华在面"，心气推动血液运行，养神、养气、养筋。人在午时能睡片刻，对于养心大有好处，可使下午乃至晚上精力充沛
6	手太阳小肠经	13: 00—15: 00 未时	小肠分清浊，把水液归于膀胱，糟粕送入大肠，精华上输送于脾。小肠经在未时对人一天的营养进行调整，有利于吸收午饭营养
7	足太阳膀胱经	15: 00—17: 00 申时	膀胱储藏水液和津液，水液排出体外，津液循环在体内。膀胱经功能正常，还有利于泻掉小肠下注的水液及周身的"火气"。若膀胱有热可致咳，且咳而遗尿
8	足少阴肾经	17: 00—19: 00 酉时	肾藏生殖之精和五脏六腑之精。肾为先天之根。人体经过申时泻火排毒，肾在酉时进入储藏精华的阶段，有利于储藏一日的脏腑精华
9	手厥阴心包经	19: 00—21: 00 戌时	"心包为心之外膜，附有脉络，气血通行之道。邪不能容，容之心伤。"心包是心的保护组织，又是气血通道。心包经戌时兴旺，可清除心脏周围外邪，使心脏处于完好状态，以利人进入睡眠
10	手少阳三焦经	21: 00—23: 00 亥时	三焦经是六腑中最大的腑，具有主持诸气、疏通水道的作用。亥时三焦通百脉。人如果在亥时睡眠，百脉可休养生息，对身体十分有益
11	足少阳胆经	23: 00—01: 00 子时	"肝之余气，泄于胆，聚而成精。胆为中正之官，五脏六腑取决于胆。气以壮胆，邪不能侵。胆气虚则怯，气短，谋虑而不能决断。"子时胆汁推陈出新
12	足厥阴肝经	01: 00—03: 00 丑时	肝藏血。人的思维和行动要靠肝血的支持，这种代谢通常在肝经最旺的丑时完成。"人卧则血归于肝"，如果丑时前未入睡者，面色青灰，情志倦怠而躁，易生肝病

5. 循行部位

（1）**手太阴肺经**（见图3—9）。手太阴肺经起于中焦，下络大肠，在胸部外上方（中府穴），沿上肢内侧前缘下行至拇指端（少商穴）从手分出，到食指末端，交于手阳明大肠经。

（2）手阳明大肠经（见图3—10）。手阳明大肠经起于食指桡侧端（商阳穴），经过手背上肢外侧前缘，肩关节前缘。颈部前面，颊，口上行。经面颊入下齿中，回出挟口两旁，左右交叉行至鼻翼旁（迎香穴）交于足阳明胃经。

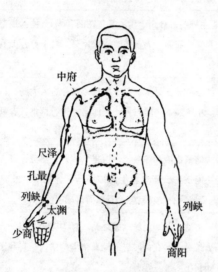 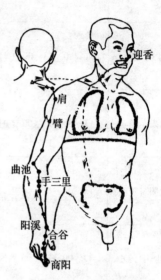

图3—9　手太阴肺经　　　　　　图3—10　手阳明大肠经

（3）足阳明胃经（见图3—11）。足阳明胃经起于鼻翼旁（迎香穴），挟鼻上行，沿鼻根，目内眦，口唇，颊，前额，胸部（经乳中），腹部（正中线旁开2寸），下行大腿前部外侧，至膝盖，沿下肢胫骨前缘至第2趾外侧端（厉兑穴）。从足背分出，到足大趾内侧端（隐白穴），交于足太阴脾经。

（4）足太阴脾经（见图3—12）。足太阴脾经起于足大趾内侧端（隐白穴），沿内侧上行过内踝的前缘，沿小腿内侧正中线上行，在内踝上8寸处，交出足厥阴肝经之前，上行沿大腿内侧前缘，进入腹部，胸部，交于手少阴心经。

（5）手少阴心经（见图3—13）。手少阴心经起于心中，向下浅出腋下（极泉穴），沿上肢内侧后缘至小指桡侧端（少冲穴），交于手太阳小肠经。

（6）手太阳小肠经（见图3—14）。手太阳小肠经起于小指外侧端（少泽穴），沿手背，上肢外侧后缘上行至肩关节，绕肩部，交肩上，颈侧部，面颊，目眦下缘交于足太阳膀胱经。

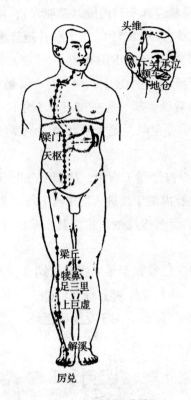

图 3—11 足阳明胃经

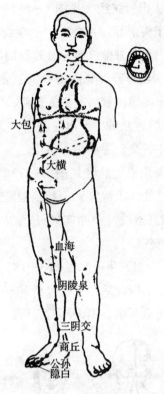

图 3—12 足太阴脾经

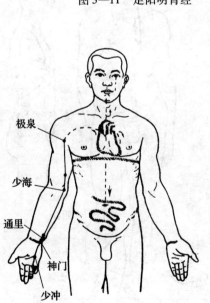

图 3—13 手少阴心经

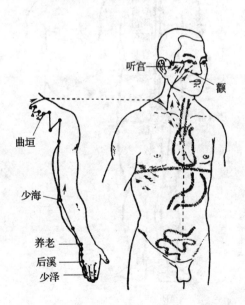

图 3—14 手太阳小肠经

（7）足太阳膀胱经（见图3—15）。足太阳膀胱经起于目内眦（睛明穴），向上到达额部，左右交于头顶部（百会穴）后项背部（正中线旁开1.5寸），下肢外侧后缘，出走于足外踝后，沿足背外侧缘至小趾外侧端（至阴穴），交于足少阴肾经。

（8）足少阴肾经（见图3—16）。足少阴肾经起于足小趾下，斜向足心（涌泉穴），出于舟骨粗隆下。沿内踝后，进入足跟，下肢内侧后缘腹部（正中旁开0.5寸），胸部（正中线旁开2寸），从肺中分出注胸中，交于手厥阴心包经。足少阴肾经的主要分支从肺中分出，经胸中，交于手厥阴心包经。

（9）手厥阴心包经（见图3—17）。手厥阴心包经起于胸中，从胸中分出沿胸浅出胁部当腋下3寸处（天池穴）上行到腋窝中，沿上肢内侧中线进入肘中再下行至掌中（劳宫穴），沿中指到指端（中冲穴）。从掌中分出，沿无名指尺侧，直至其指端的（关冲穴），交于手少阳三焦经。

（10）手少阳三焦经（见图3—18）。手少阳三焦经起于无名指尺末端（关冲穴），向上沿无名指至手腕背后，上行尺骨和桡骨之间，沿上臂外侧上行至肩部，从耳后（翳风穴）分出，进入耳中，出走耳前，到目外眦（瞳子髎穴），交于足少阳胆经。

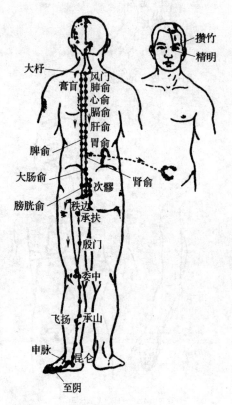

图3—15 足太阳膀胱经

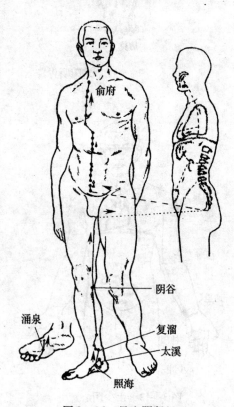

图3—16 足少阴肾经

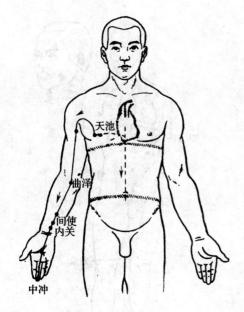
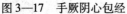

图 3—17　手厥阴心包经

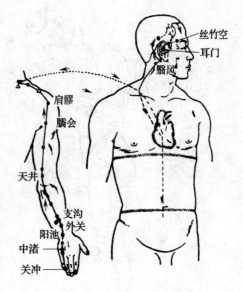

图 3—18　手少阳三焦经

（11）足少阳胆经（见图 3—19）。足少阳胆经起于目外眦（瞳子髎穴），向上至头角部侧面，向下到耳后肩井穴，再折向上行，经额部至眉上（阳白穴），再向后折至风池穴，沿颈下行至肩部，左右交会于大椎穴，前行入缺盆。从缺盆下行至腋，沿胸侧，过季肋，下行至环跳穴，再向下沿大腿外侧，下腓骨前端，直下到达腓骨下端，沿足背行，出于足第四趾外侧端（足窍阴穴）。从足背分出，到足大趾交于足厥阴肝经。

（12）足厥阴肝经（见图 3—20）。足厥阴肝经起于足大趾（大敦穴），沿足背内踝 1 寸处（中封穴），上沿胫骨内缘，在内踝上 8 寸处交出足太阴脾经之后，上行经膝内侧，沿大腿内侧中线进入小腹，挟胃两旁，属肝，络胆。从肝分出，穿过膈肌向上注入肺，交于手太阴肺经。

（13）任脉（见图 3—21）。任脉起于胞中，下出会阴，主干沿腹部正中线上行，至下唇。在生理上总任一身之阴经，故又称"阴脉之海"，并与妊娠有关。

（14）督脉（见图 3—22）。督脉起于胞中，下出会阴，沿脊柱背部正中线上行，至项沿头部正中线，经头顶、额、鼻，止于上唇系带处。在生理上总督一身之阳经，故又称"阳脉之海"，并与脑、髓、肾有密切的联系。

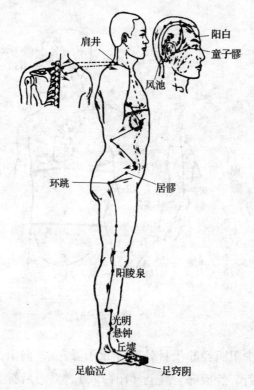

图 3—19 足少阳胆经

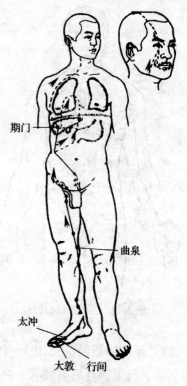

图 3—20 足厥阴肝经

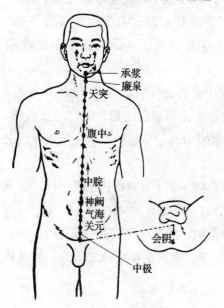

图 3—21 任脉

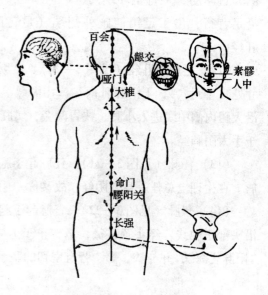

图 3—22 督脉

第7节 常用腧穴

一、腧穴的基本概念

腧穴是脏腑、经络、气血输注于体表的特殊部位。"腧"与"输"义同，有转输、输注的含义；"穴"即孔隙的意思，俗称"穴位"，是针法、灸法等外治法施术的部位。

二、腧穴的分类

1. 十四经穴

十四经穴简称经穴，它分布于十四经循行路线上的腧穴。经穴是人体最重要的穴位，经穴是腧穴的主要部分，具有主治本经病的共同作用。

2. 经外奇穴

经外奇穴简称奇穴，是指有固定名称、明确定位，但尚不归属十四经穴的穴位。奇穴对某些病症具有特殊的调理作用。

3. 阿是穴

"以痛为腧"，其部位是根据疼痛部位而定，压痛点或其他反应点等作为施术部位的一类腧穴。

三、腧穴的作用规律

1. 腧穴的远调作用

腧穴具有调理其远隔部位的脏腑、组织器官症状的作用。经穴中，尤其是十二经在四肢肘、膝关节以下的穴位，不仅能调理局部不适，还可以调理本经循行所及的远端部位的脏腑不适，有的还有全身性的作用。如曲池不仅能调理上肢的不适，还能缓解高血压和便秘等症，百会可开窍醒脑，又可适用于脱肛、痔疮等症。

2. 腧穴的近调作用

腧穴均具有调理所在部位及其邻近器官的症状，称之为腧穴的近调作用。如取风池、大椎、肩中俞、肩外俞均能缓解颈、肩不适，取命门、肾俞、腰阳关能缓解腰部不适等症。

3. 腧穴的特殊作用

腧穴的特殊作用是指腧穴具有双向的良性调整作用。腧穴在不同的机体不适状态下，具有相反而有效的作用。如曲池、合谷即可疏散风寒，用于风寒表症；又可疏散风热，用于风热表症；内关既可调理心动过速，又可调理心动过缓的特殊作用。

四、特定穴

指十四经中，具有特殊作用的腧穴。悬灸常用的特定穴有以下几类：

1. 五输穴

五输穴是十二经脉分布在肘、膝关节以下的井、荥、输、经、合5个重要经穴，简称"五输穴"。古人把经气运行过程用自然界的流水由小到大、由浅入深的变化来形容。把五输穴按井、荥、输、经、合的顺序，从四肢末端向肘、膝方向依次排列。

（1）井穴。井穴多位于手足之端，如水的源头，是经气所出的部位，用于调理神智失调和心中烦恼。

（2）荥穴。荥穴多位于掌指或跖趾关节之前，如水流尚微，是经气流行的部位，用于调理热病等症。

（3）输穴。输穴多位于掌指或跖趾关节之后，如水流由小到大，由浅入深，是经气渐盛，由此注彼的部位，用于调理体重节痛等症。

（4）经穴。经穴多位于肘、膝关节以下，如水流变大，畅通无阻，是经气正盛，运行经过的部位，用于调理咳喘、咽喉痛等症。

（5）合穴。合穴多位于肘、膝关节附近，如江河水流汇入湖海，是经气由此深入，进而会合于脏腑的部位，用于调理肠胃等六腑病症。

2. 原穴

"原"即本源，原气之意。原穴是脏腑原气经过和留止的部位。十二经脉在四肢各有一个原穴，又称十二原。原穴对于诊断和调理经络，脏腑的不适具有重要意义。五脏有疾，应取十二原，调理原穴能使三焦之气通达，维护保养正气，调整脏腑经络虚实各症的功能。

3. 背俞穴

背俞穴是脏腑之气输注于背腰部的腧穴。背俞穴均位于背腰部脊椎两侧的足太阳膀胱经的第一侧线上，与脏腑接近。脏腑发生不适时，在相应的背俞穴上会出现压痛式其他异常反应，因此调理脏腑常用背俞穴。

4. 八会穴

八会穴是指脏、腑、气、血、筋、脉、骨、髓的精气聚会的8个腧穴。章门为脏之会，中脘为腑之会，膻中为气之会，膈俞为血之会，阳陵泉为筋之会，太渊为脉之会，大杼为骨之会，悬钟为髓之会。调理时与八者有关的症状皆可选用相关的八会穴。

五、腧穴的定位法

腧穴各有一定的位置，取穴是否准确与调理效果有着密切的关系。要做到定位准确，必须掌握好正确的定位方法。常用的定位方法有 3 种。

1. 骨度分寸取穴法

骨度分寸取穴法是将人体不同的部位，规定出一定的长度，折成若干等分。不论成人、儿童，或者身材高矮，都是折成同样的长度。不同部位分寸法如图 3—23 所示。

2. 解剖标志取穴法

根据人体体表的各种自然解剖标志而取穴。如取大椎穴，在第七颈椎棘突下。取三阴交在内踝尖上 3 寸。以解剖标志来取穴，称之为解剖标志取穴法。

3. 手指同身寸取穴法

以顾客手指的宽度为标准来取穴的方法。

（1）中指同身寸。以顾客的中指中节屈曲时内侧两端横纹头之间为 1 寸，一般用于四肢取穴的直寸和背部取穴的横寸（见图 3—24a）。

（2）拇指同身寸。以顾客拇指关节的横度为 1 寸，适用于四肢部的直寸取穴（见图 3—24b）。

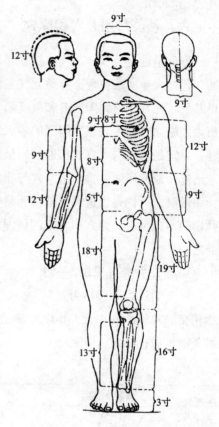

图 3—23 骨度分寸取穴法

（3）横指同身寸。又称"一夫法"，是将顾客食指、中指、无名指和小指并拢，以中指中节横纹处为准，四指横量为 3 寸，用于四肢及腹部取穴（见图 3—24c）。

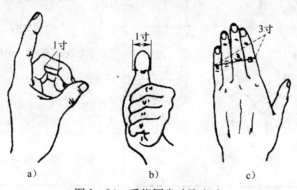

a)   b)   c)

图 3—24 手指同身寸取穴法
a）中指同身寸 b）拇指同身寸 c）一夫法

六、悬灸常用井穴和原穴

悬灸是通过补气、理气、祛除邪气的作用以达到有病调理、无病养生、延年益寿的目的。通过大量实践发现，补益元气需循序渐进，如快速大量地给机体输送阳气，往往会适得其反，尤其是遇到阳虚者和极度阳虚者，前者特别容易上火，后者往往虚不受补。原穴虽为经络原气输入之点，但气的输入量是以小到大逐步渐进的，可以避免"补"过头的问题；井穴是直接与大自然相通的，是经气为出的出处，如邪气过旺出处不畅通，邪气就不能迅速而较彻底地外排。故井穴与原穴虽都位于四肢腕趾关节处和指（趾）末端处，在悬灸调理时，无论是促进邪气外排还是补益原气都能起到非常显著的功效，且不易产生邪气乱窜的不良反应。原穴和井穴的调理水平在某种程度上也是考验悬灸师基本灸功的重要标准之一。

1. 十二井穴（见表3—8）

针灸学认为"所出为井"，井穴位于四肢末端，是经脉脉气所发之穴，也是人体与自然相交的穴位，按"天人相应"理论，自然界的清气可以于井穴进入人体，人体邪气经过悬灸也可通过井穴，清除出人体。

表3—8　　　　　　　　　　　十二井穴的介绍

穴名及示意图		简要介绍
少商	列缺 经渠 太渊 鱼际 少商	定位：在手拇指末节桡侧，距指甲角0.1寸
		主要保健功能：用于咽喉肿痛、咳嗽、发热等症，可调理呼吸系统不适，利咽清肺功效显著
		附注：手太阴肺经所出为"井"
商阳	商阳 二间 三间 合谷 阳溪	定位：在手食指末节桡侧，距指甲角0.1寸
		主要保健功能：用于耳聋、齿痛、咽喉肿痛、手指麻木等症
		附注：手阳明大肠经所出为"井"

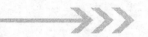
穴名及示意图		简要介绍
厉兑	解溪 冲阳 陷谷 内庭 厉兑	**定位** 在足第2趾末节外侧，距趾甲角0.1寸
		主要保健功能 用于鼻衄、齿痛、咽喉肿痛、腹胀的调理
		附注 足阳明胃经所出为"井"
隐白	商丘 公孙 太白 大都 隐白	**定位** 在足大趾末节内侧，距趾甲角0.1寸
		主要保健功能 用于月经过多、崩漏的调理
		附注 足太阴脾经所出为"井"
少冲	少冲	**定位** 在小指末节桡侧，距指甲角0.1寸
		主要保健功能 泻心火，用于心悸、心痛、胸胁痛的调理
		附注 手少阴心经所出为"井"
少泽	少泽 前谷 后溪 腕骨 阳谷 养老	**定位** 在小指末节尺侧，距指甲角0.1寸
		主要保健功能 用于头痛、咽喉肿痛、乳汁少的调理
		附注 手太阳小肠经所出为"井"

续表

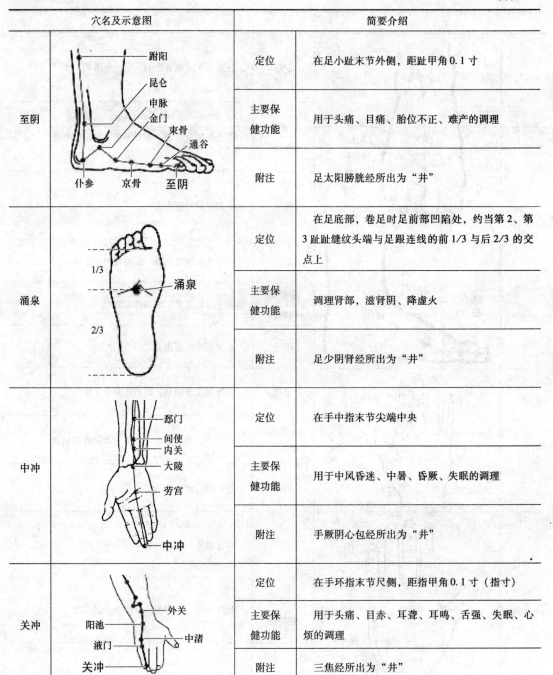

穴名及示意图		简要介绍	
至阴		定位	在足小趾末节外侧，距趾甲角0.1寸
		主要保健功能	用于头痛、目痛、胎位不正、难产的调理
		附注	足太阳膀胱经所出为"井"
涌泉		定位	在足底部，卷足时足前部凹陷处，约当第2、第3趾趾缝纹头端与足跟连线的前1/3与后2/3的交点上
		主要保健功能	调理肾部，滋肾阴、降虚火
		附注	足少阴肾经所出为"井"
中冲		定位	在手中指末节尖端中央
		主要保健功能	用于中风昏迷、中暑、昏厥、失眠的调理
		附注	手厥阴心包经所出为"井"
关冲		定位	在手环指末节尺侧，距指甲角0.1寸（指寸）
		主要保健功能	用于头痛、目赤、耳聋、耳鸣、舌强、失眠、心烦的调理
		附注	三焦经所出为"井"

穴名及示意图		简要介绍	
足窍阴	丘墟 足临泣 地五会 侠溪 足窍阴	定位	在第4趾末节外侧,距趾甲角0.1寸
		主要保健功能	用于偏头痛、目赤肿痛、耳聋、耳鸣、胸胁痛、足跗肿痛的调理
		附注	足少阳胆经所出为"井"
大敦	中封 太冲 行间 大敦	定位	在足大指末节外侧,距趾甲角0.1寸
		主要保健功能	理肝气、泻心火,用于月经不调、血崩、尿血、遗尿、癫狂、痫证的调理
		附注	足厥阴肝经所出为"井"

2. 十二原穴（见表3—9）

原穴是人体脏腑经络中原气输注和停留的穴位,和人体的原气紧密相关。悬灸作用于原穴对提升原气的作用也较其他穴位明显。

表3—9   十二原穴的介绍

穴名及示意图		简要介绍	
太渊	列缺 经渠 太渊 鱼际 少商	定位	在腕掌侧横纹桡侧,桡动脉搏动处
		主要保健功能	调理呼吸系统不适,宣肺止咳效果明显,用于咳嗽、气喘、胸痛、咽喉肿痛、腕臂痛的调理
		附注	手太阴肺经所注为"输",原穴

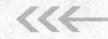

穴名及示意图		简要介绍
合谷	定位	在手背，第1、第2掌骨间，在第2掌骨桡侧的中点处。简便取穴法：以一手的拇指指骨关节横纹，放在另一手的拇指和食指之间的指蹼缘上，此时，拇指尖下是穴
合谷	主要保健功能	调理头面部不适，预防感冒，疏风通络功效明显，用于头痛、目赤肿痛、牙关紧闭、口眼㖞斜、耳聋的调理
合谷	附注	手阳明大肠经所过为"原"
冲阳	定位	在足背最高处，当拇长伸肌腱和趾长伸肌腱之间，足背动脉搏动处
冲阳	主要保健功能	用于口眼㖞斜、面肿、齿痛、胃脘的调理
冲阳	附注	足阳明胃经所过为"原"
太白	定位	在足内侧缘，当足大趾本节（第1跖骨关节）后下方赤白肉际凹陷处
太白	主要保健功能	用于胃痛、腹胀、肠鸣、泄泻、便秘的调理
太白	附注	足太阴脾经所注为"输"；脾经原穴
神门	定位	在腕部，腕掌侧横纹尺侧端，尺侧腕屈肌腱的桡侧凹陷处
神门	主要保健功能	理气活血，宁心安神，用于心烦、惊悸、怔忡、健忘、失眠的调理
神门	附注	手少阴心经所注为"输"，心经原穴

穴名及示意图	简要介绍	
腕骨 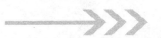 少泽 前谷 后溪 腕骨 阳谷 养老	定位	在手掌尺侧，在第5掌骨基底与钩骨之间的凹陷处，赤白肉际
	主要保健功能	用于头项强痛、耳鸣、指挛腕痛的调理
	附注	手太阳小肠经所过为"原"
京骨 跗阳 昆仑 申脉 金门 束骨 通谷 仆参　京骨　至阴	定位	在足外侧部，第5跖骨粗隆下方，赤白肉际处
	主要保健功能	用于头痛、项强、腰痛的调理
	附注	足太阳经膀胱所过为"原"
太溪 太溪	定位	在足内侧，内踝后方，在内踝尖与跟腱之间的凹陷处
	主要保健功能	滋阴补肾，阴阳双补，用于头痛目眩、咽喉肿痛、齿痛、耳聋、耳鸣、肾部虚寒的调理
	附注	足少阴肾经输穴、原穴
大陵 郄门 间使 内关 大陵 劳宫 中冲	定位	在腕掌横纹的中点处，在掌长肌腱与桡侧腕屈肌腱之间
	主要保健功能	宁心安神，用于心痛、心悸、胃痛、呕吐、惊悸的调理
	附注	手厥阴心包经输穴、原穴

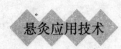

续表

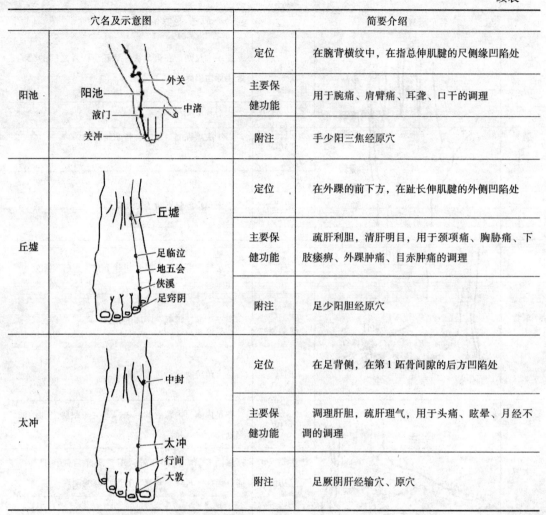

穴名及示意图		简要介绍
阳池	外关 阳池 液门 中渚 关冲	**定位** 在腕背横纹中，在指总伸肌腱的尺侧缘凹陷处
		主要保健功能 用于腕痛、肩臂痛、耳聋、口干的调理
		附注 手少阳三焦经原穴
丘墟	丘墟 足临泣 地五会 侠溪 足窍阴	**定位** 在外踝的前下方，在趾长伸肌腱的外侧凹陷处
		主要保健功能 疏肝利胆，清肝明目，用于颈项痛、胸胁痛、下肢痿痹、外踝肿痛、目赤肿痛的调理
		附注 足少阳胆经原穴
太冲	中封 太冲 行间 大敦	**定位** 在足背侧，在第1跖骨间隙的后方凹陷处
		主要保健功能 调理肝胆，疏肝理气，用于头痛、眩晕、月经不调的调理
		附注 足厥阴肝经输穴、原穴

七、悬灸常用穴位

悬灸与针刺相比，最大的区别在于：针刺是通过针刺穴位，激发经络的各种功能，针刺的穴位少，激发经络的功能作用就小，如果加大刺激量就需增加针刺穴位的数量；而悬灸是通过艾火刺激穴位后将能量和艾中的某些物质送入经络，让其发挥有效的药理作用，故所选穴位不宜多，但需精。通过多年的临床实践、探索、总结出62个常用穴位，除了十二井穴和十二原穴，还有38个（见表3—10）。一个优秀的悬灸师必须很好地掌握选穴原理，每次有效用好六个穴位，并能精确掌握每次每个穴位的灸量，使悬灸调理达到非常显著的效果。

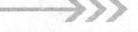

表 3—10　　　　　　　　　　　常用穴位的介绍

穴名及示意图		简要介绍	
     列缺 经渠 太渊 鱼际 少商	列缺	定位	在前臂桡侧缘，桡骨茎突上方，腕横纹上1.5寸，在肱桡肌与拇长展肌腱之间 简便取穴法：两手虎口自然平直交叉，一手食指按在另一手桡骨茎突上，指尖下凹陷中是穴
		主要保健功能	用于头痛、项强、咳嗽、气喘、咽喉肿痛、口眼㖞斜、齿痛等的调理
		附注	手太阴小肠经络穴，八脉交会穴之一，通于任脉
扶突 天鼎 肩髃 臂臑 手三里 手五里 肘髎 曲池	曲池	定位	在肘横纹外侧端，屈肘，在尺泽与肱骨外上髁连线的中点
		主要保健功能	疏散风热，调理营卫。用于咽喉肿痛、齿痛、高血压等的调理
		附注	手阳明胃经所入为"合"
乳中	乳中	定位	在胸部，第4肋间隙，乳头中央，距前正中线4寸
		主要保健功能	乳房调理的效果明显
		附注	是作为胸腹部腧穴的定位标志，该穴禁止针刺

穴名及示意图		简要介绍	
	天枢	定位	在腹中部，平脐中，距脐中2寸
		主要保健功能	调理脾胃。用于便秘、泄泻等的调理
		附注	大肠的募穴，健脾和胃，理气滞
	归来	定位	在下腹部，脐中下4寸，距前正中线2寸
		主要保健功能	调理生殖系统，用于腹痛、月经不调、白带等的调理
		附注	该穴温中散寒的效果较好
	足三里	定位	在小腿前外侧，犊鼻下3寸，距胫骨前缘一横指（中指）
		主要保健功能	调理脾胃，补气血。用于胃痛、呕吐、腹胀、泄泻、便秘等的调理
		附注	足阳明大肠经所入为"合"，本穴有强壮作用，为保健要穴
	上巨虚	定位	在小腿前外侧，犊鼻下6寸，距胫骨前缘一横指（中指）
		主要保健功能	用于肠鸣、腹痛、泄泻、便秘、下肢痿痹等的调理
		附注	大肠经下合穴
	丰隆	定位	在小腿前外侧，外踝尖上8寸，条口外，距胫骨前缘二横指（中指）
		主要保健功能	调理消化系统，化痰祛湿。用于眩晕、痰多、水肿等的调理
		附注	足阳明胃经络穴
	解溪	定位	在足背与小腿交界处的横纹中央凹陷处，拇长伸肌腱与趾长伸肌腱之间
		主要保健功能	用于头痛、眩晕、腹胀、便秘、下肢痿痹等的调理
		附注	足阳明胃经所行为"经"

示意图标注：

天枢
外陵
大巨
水道
归来
气冲

足三里
上巨虚
丰隆
下巨虚

解溪
冲阳
陷谷
内庭
厉兑

穴名及示意图		简要介绍	
	三阴交	定位	在小腿内侧，足内踝尖上3寸，胫骨内侧缘后方
		主要保健功能	健脾理气，调理肝、脾、肾。常用于月经不调等的调理
		附注	为足太阴脾经、足少阴肾经、足厥阴肝经交会穴
	阴陵泉	定位	在小腿内侧，胫骨内侧踝后下方凹陷处
		主要保健功能	健脾化湿，通利关节，调理脾胃。用于腹胀、泄泻、水肿、小便不利等的调理
		附注	足太阴脾经所入为"合"
	血海	定位	屈膝，在大腿内侧，髌底内侧端上2寸，当股四头肌内侧头的隆起处 简便取穴法：屈膝，以左手掌心按于右膝髌骨上缘，二至五指向上伸直，拇指约呈45度角斜置，拇指尖下是穴。对侧取法仿此
		主要保健功能	用于月经不调、崩漏等的调理
		附注	对血证效果尤佳
	天宗	定位	在肩胛部，冈下窝中央凹陷处，与第4胸椎相平
		主要保健功能	用于肩胛疼痛、气喘、乳痈等的调理

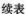

穴名及示意图			简要介绍
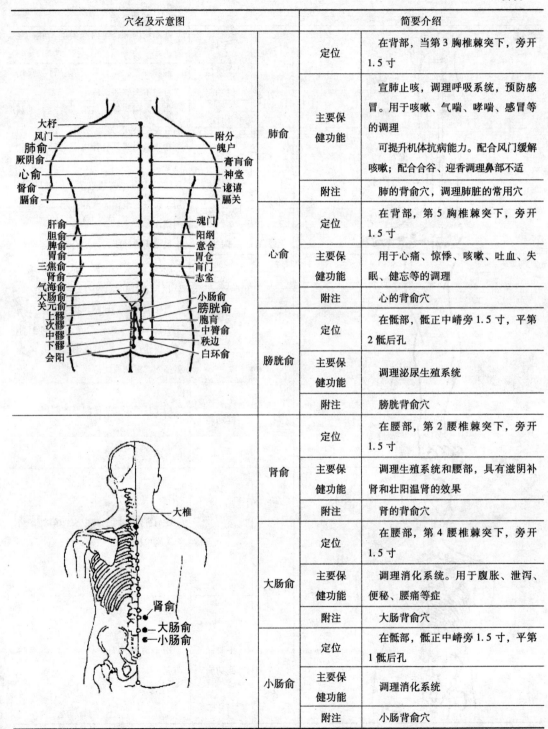	肺俞	定位	在背部，当第3胸椎棘突下，旁开1.5寸
		主要保健功能	宣肺止咳，调理呼吸系统，预防感冒。用于咳嗽、气喘、哮喘、感冒等的调理 可提升机体抗病能力。配合风门缓解咳嗽；配合合谷、迎香调理鼻部不适
		附注	肺的背俞穴，调理肺脏的常用穴
	心俞	定位	在背部，第5胸椎棘突下，旁开1.5寸
		主要保健功能	用于心痛、惊悸、咳嗽、吐血、失眠、健忘等的调理
		附注	心的背俞穴
	膀胱俞	定位	在骶部，骶正中嵴旁1.5寸，平第2骶后孔
		主要保健功能	调理泌尿生殖系统
		附注	膀胱背俞穴
	肾俞	定位	在腰部，第2腰椎棘突下，旁开1.5寸
		主要保健功能	调理生殖系统和腰部，具有滋阴补肾和壮阳温肾的效果
		附注	肾的背俞穴
	大肠俞	定位	在腰部，第4腰椎棘突下，旁开1.5寸
		主要保健功能	调理消化系统。用于腹胀、泄泻、便秘、腰痛等症
		附注	大肠背俞穴
	小肠俞	定位	在骶部，骶正中嵴旁1.5寸，平第1骶后孔
		主要保健功能	调理消化系统
		附注	小肠背俞穴

穴名及示意图		简要介绍	
	内关	定位	在前臂掌侧,曲泽与大陵的连线上,腕横纹上2寸,掌长肌腱与桡侧腕屈肌腱之间
		主要保健功能	调理心气,宽胸理气,理气和胃,宁心安神。用于心痛、心悸、胸痛、呕吐、呃逆等的调理
		附注	心包经络穴,八脉交会穴,通阴维脉
	极泉	定位	位于腋窝顶点,腋动脉搏动处
		主要保健功能	用于心痛、胸闷、肩周炎、肘臂挛痛、冠心病、心绞痛、心包炎、肋间神经痛、乳汁分泌不足等的调理
		附注	缓解心悸、心慌的功效显著
	风池	定位	在项部,枕骨之下,与风府相平,胸锁乳突肌与斜方肌上端之间的凹陷处
		主要保健功能	祛风解表,清头明目,用于高血压、失眠、头痛等的调理
		附注	足少阳、阳维之会
	肩井	定位	在肩上,前直乳中,当大椎与肩峰端连线的中点上
		主要保健功能	舒经活络,祛痰散结,用于肩背痹痛、颈项强痛等的调理,也常用于疏通乳汁
		附注	足少阳、阳维之会

穴名及示意图		简要介绍	
	环跳	定位	在股外侧部，侧卧屈股，股骨大转子最凸点与骶管裂孔连线的外 1/3 与中 1/3 交点处
		主要保健功能	通利关节，调理腰腿痛，用于腰胯疼痛、半身不遂、下肢痿痹等的调理
		附注	足少阳、太阳二脉之会
	阳陵泉	定位	在小腿外侧，腓骨小头前下方凹陷处
		主要保健功能	疏经通络，疏肝利胆，用于半身不遂、下肢痿痹、胁肋痛等的调理
		附注	胆经的合穴
	长强	定位	在尾骨端下，尾骨端与肛门连线的中点处
		主要保健功能	调理生殖系统
		附注	该穴清热利湿的效果较好
	腰阳关	定位	在腰部后正中线上，第 4 腰椎棘突下凹陷中
		主要保健功能	调理腰部和泌尿生殖系统
		附注	该穴温肾壮阳、通利关节、阴阳双补效果较好
	命门	定位	在腰部后正中线上，第 2 腰椎棘突下凹陷中
		主要保健功能	调理肾气
		附注	该穴滋阴温肾壮阳效果较好

穴名及示意图		简要介绍	
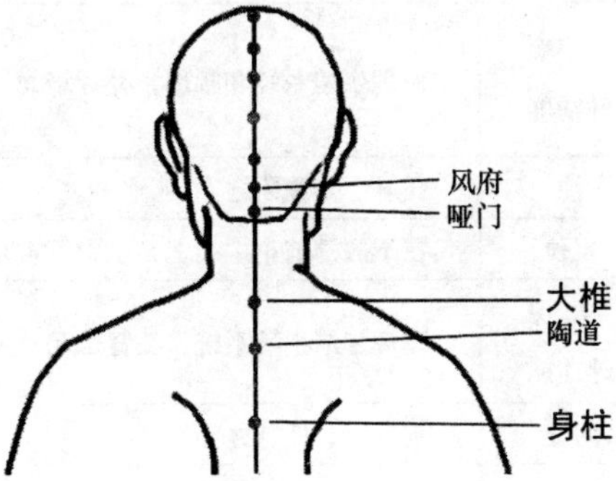 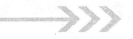	身柱	定位	在背部后正中线上，第3胸椎棘突下凹陷中
		主要保健功能	调理背部，用于身热头痛、咳嗽、气喘等症
		附注	该穴对增强小儿体质效果较好
	大椎	定位	在后正中线上，第7颈椎棘突下凹陷中
		主要保健功能	用于感冒、肩背痛等的调理
		附注	该穴为六阳经的交会穴。其作用以调节人体阳气为主。悬灸该穴可温阳而调理阳气不足之症，也可清热调理外感后的发热
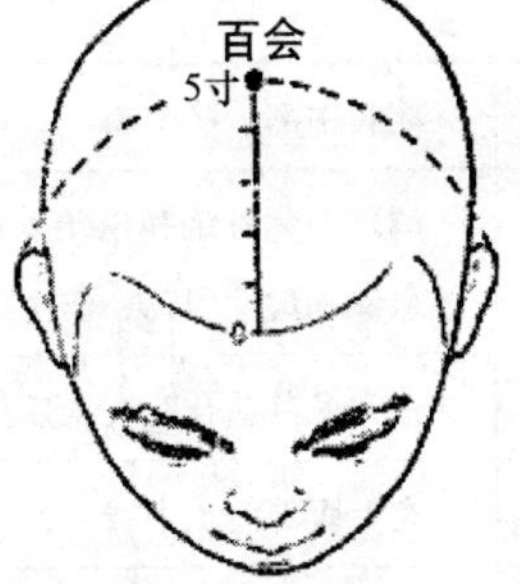	百会	定位	在头部前发际正中直上5寸，或两耳尖连线中点处
		主要保健功能	调节气的运行，用于头痛、眩晕、惊悸、健忘、脱肛等的调理，具有"升气"和"降气"的双重功效
		附注	该穴可开窍醒神，预防老年痴呆症
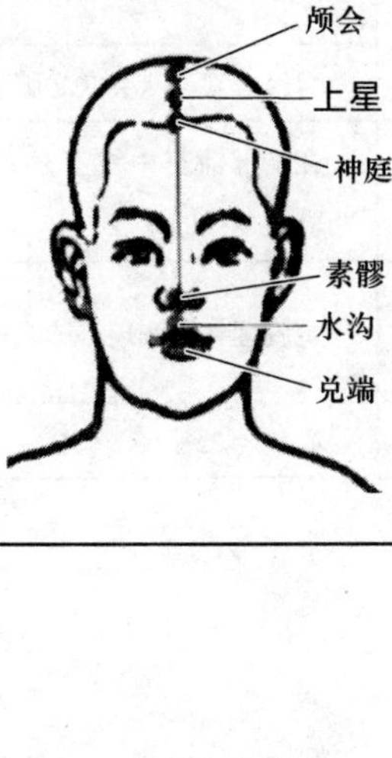	上星	定位	在头部前发际正中直上1寸
		主要保健功能	用于头痛、眩晕、目赤肿痛、鼻渊、鼻衄、癫狂、疟疾等的调理
		附注	该穴治疗头痛效果较好

图中标注：风府、哑门、大椎、陶道、身柱

百会　5寸

颅会、上星、神庭、素髎、水沟、兑端

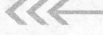

穴名及示意图			简要介绍	
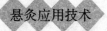	曲骨	定位	在下腹部前正中线上，耻骨联合上缘的中点处	
		主要保健功能	调理生殖系统和腰部，补肾培元	
		附注	任脉、足厥阴之会	
	中极	定位	在下腹部前正中线上，脐中下4寸	
		主要保健功能	调理泌尿生殖系统，补肾培元	
		附注	足三阴、任脉之会	
	关元	定位	在下腹部前正中线上，脐中下3寸	
		主要保健功能	调理生殖系统，滋阴填精，温肾壮阳	
		附注	足三阴、任脉之会，全身强壮之要穴	
	神阙	定位	在腹中部，脐中央	
		主要保健功能	调理消化系统和生殖系统，尤其对于寒性和虚性腹泻，作用更为明显	
		附注	该穴尤其适合艾灸，禁止针刺	
	中脘	定位	在上腹部前正中线上，脐中上4寸	
		主要保健功能	调理消化系统	
		附注	胃经募穴，八会穴之腑会	
	膻中	定位	在胸部前正中线上，平第4肋间，两乳头连线的中点	
		主要保健功能	宽胸理气，调理心肺系统	
		附注	心包经之募穴，八会穴之气会	

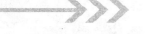

八、悬灸部分常用穴位的归经表（见表3—11）

表3—11　　　　　　　悬灸部分常用穴位的归经表

归经	穴名	定位	主要功效
肺经	列缺	桡骨茎突上方，腕横纹上1.5寸，当肱桡肌与拇长展肌腱之间	用于咳嗽、气喘、咽喉肿痛、头痛、口眼㖞斜等的调理
大肠经	阳溪	腕背桡侧，拇指翘起时，位于拇短伸肌腱与拇长伸肌腱之间的凹陷处	调理呼吸系统不适，利咽消肿
	曲池	屈肘，在肘横纹桡侧端凹陷中	疏散风热，调理营卫，预防感冒，调理高血压
胃经	头维	额角发际上0.5寸，头正中线旁开4.5寸	用于头痛、目眩、目痛等的调理
	乳中	在第4肋间隙，乳头中央	用于小乳症、乳腺增生、痛经、性冷淡等的调理
	乳根	仰卧，第五肋间隙，乳头直下	理气通乳，调理乳房
	天枢	脐中旁开2寸	健脾和胃，理气滞，调理肠胃
	水道	脐下3寸，关元穴旁开2寸	清热利湿，调理肠胃
	归来	脐下4寸，任脉旁开2寸	温中散寒，调理生殖系统
	足三里	小腿外侧，外膝眼下3寸，胫骨前嵴外一横指处	补气血，调脾胃，是强壮保健要穴
	丰隆	外踝尖上8寸，胫骨前嵴外2横指处	健脾益气，通腑泻热，调理消化系统
脾经	三阴交	小腿内侧，内踝尖上3寸	健脾益气，调理肝、肾、脾及妇科的要穴
	阴陵泉	小腿内侧，胫骨内侧踝后下方凹陷处	健脾化湿，通利关节，调理脾胃
	血海	屈膝，在大腿内侧，髌骨内侧缘上2寸	清热利湿，调理脾胃，调理妇科问题
心经	极泉	腋窝正中，腋动脉搏动处	用于心痛、心悸、乳腺癌术后手臂肿胀综合征等的调理
小肠经	肩中俞	在背部，第七颈椎下，旁开2寸	舒筋散风，调理肩部
	肩外俞	在背部，第一胸椎棘突下，旁开3寸	舒筋活络，调理肩部
	天宗	肩胛骨冈下窝中央凹陷处，于肩胛冈下缘与肩胛下角之间的上1/3折点处取穴	用于肩胛疼痛、肩周炎、气喘等的调理
	听宫	耳屏前，下颌骨髁状突的后方，张口时呈凹陷处	用于耳鸣、耳聋、齿痛等的调理

归经	穴名	定位	主要功效
膀胱经	大杼	在背部,第一胸椎棘突下,旁开1.5寸	强筋健骨,调理骨病的要穴,用于调理儿童生长发育
	风门	在背部,第二胸椎棘突下,旁开1.5寸	祛风解表,提升机体抗病能力,预防感冒
	肺俞	在背部,第三胸椎棘突下,旁开1.5寸	宣肺止咳,提升机体抗病能力,预防感冒
	膈俞	在背部,第七胸椎棘突下,旁开1.5寸	补血、活血、养血,调理血证
	肝俞	在背部,第九胸椎棘突下,旁开1.5寸	疏肝利胆,清肝明目,祛斑美容
	胆俞	在背部,第十胸椎棘突下,旁开1.5寸	疏肝利胆,清肝明目,祛斑美容
	脾俞	在背部,第十一胸椎棘突下,旁开1.5寸	健脾益气,和胃化湿,调理脾胃,祛黄美容
	胃俞	在背部,第十二胸椎棘突下,旁开1.5寸	健脾益气,和胃化湿,调理脾胃,祛黄美容
	肾俞	在腰部,第二腰椎棘突下,旁开1.5寸	滋阴温肾壮阳,调理生殖系统和腰部
	大肠俞	在腰部,第四腰椎棘突下,旁开1.5寸	调理脏腑和消化系统
肾经	涌泉	约在足底前1/3凹陷中	滋肾阴、降虚火,调理肾部
心包经	内关	在前臂掌侧,腕横纹上2寸,掌长肌腱与桡侧腕屈肌腱之间	理气和胃,宁心安神,调理心气
	大陵	在腕掌横纹正中	宽胸理气,宁心安神,调理心气
	劳宫	曲指握拳时中指指尖所点处	清心化痰、活血去瘀、调理心气
三焦经	外关	在前臂背侧,腕横纹上2寸,尺骨与桡骨之间	通经止痛,调理上肢疼痛的要穴
	支沟	在前臂背侧,腕背横纹上3寸,尺骨与桡骨之间	疏利三焦,健脾胃,泻热通腑,调理消化系统
胆经	风池	后颈中央凹陷往外侧2寸枕骨之下	祛风解表,清头目,调理高血压、头痛、失眠
	肩井	在肩上,位于大椎与肩峰端连线的中点上	舒经活络,祛痰散结,调理肩部
	环跳	在股外侧部,股骨大转子与骶高点管裂孔连线的外1/3与2/3交点处	祛风除湿,通经活络,通利关节,调理腰腿痛
	阳陵泉	在腓骨小头前下方凹陷处	舒经活络,疏肝利胆,调理高血压
	悬钟	在小腿外侧外踝尖上3寸,腓骨前缘	通经活络,强筋壮骨,调理儿童生长发育
	丘墟	外踝前方,位趾长伸肌腱的外侧凹陷中	舒肝利胆,清肝明目,祛斑美容
肝经	急脉	耻骨联合下缘中点旁开2.5寸	用于小腹痛、疝气、阳痿、性冷淡等的调理
	章门	在侧腹部,第十一肋游离端下方	疏肝健脾,理气活血,调理肝胆
	期门	在胸部,乳头直下,第六肋间隙	疏肝理脾,调气活血,祛斑美容

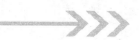
归经	穴名	定位	主要功效
任脉	曲骨	在下腹部,前正中线,脐下5寸	补肾培元,调理生殖系统和腰部
	中极	在下腹部,前正中线,脐下4寸	补肾培元,清热利湿,调理妇科问题
	关元	在下腹部,前正中线,脐下3寸	滋阴填精,温肾壮阳,调理生殖系统
	气海	在下腹部,前正中线,脐下1.5寸	补血填精,调理肠胃
	神阙	脐窝中央	温肾健脾,调理肠胃
	中脘	在上腹部,前正中线,脐上4寸	理气降逆,消食化滞,调理肠胃
	膻中	在胸部,前正中线,两乳头连线的中点	宽胸理气,调理心肺
	天突	胸骨上窝正中	用于咳嗽、哮喘、胸痛、咽喉肿痛、噎嗝等的调理
督脉	长强	在尾骨尖端下方凹陷中	清热利湿,理肠通腑,调理生殖系统
	腰阳关	在腰部,第四腰椎棘突下	温肾壮阳,通利关节,阴阳双补,调理生殖系统
	命门	在腰部,第二腰椎棘突下	滋阴温肾壮阳,调理肾气
	筋缩	在背部,第九胸椎棘突下	疏肝利胆,调理肝胆、脾胃
	身柱	在背部,第三胸椎棘突下	宣肺止咳,宁心安神,调理背部
	大椎	在背部,第七颈椎棘突下	散寒解表,预防感冒
	百会	在头部,前发际正中直上5寸	开窍醒脑,预防老年痴呆症
	上星	囟会穴前1寸或额前部发际正中直上1寸	用于头痛、目痛、鼻渊、鼻衄、癫狂等的调理
经外奇穴	子宫	在下腹部,脐中下4寸,中极旁开3寸	用于子宫脱垂、月经不调、痛经、不孕等的调理
	鹤顶	在膝上部,髌骨底的中点上方凹陷处	用于两足瘫痪无力、膝关节酸痛等的调理

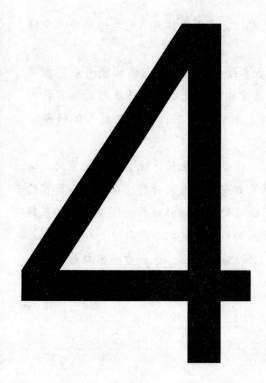

第 4 章

西医基础

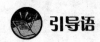

引导语

在悬灸应用技术中，现代医学的人体解剖生理常识有着重要作用，它能够帮助悬灸师正确地分析症状和选用穴位。

解剖学的发展让人们能够清楚地了解人体的基本结构。细胞是人体功能的最基本单位。由细胞组合，然后形成各种器官；同一功能器官的有机联系，进一步形成具有特定功能的系统；各系统在神经系统和内分泌系统的支配和调节下，共同完成人体的所有活动。

人体内共有运动系统、呼吸系统、循环系统、消化系统、生殖系统、内分泌系统、泌尿系统和神经系统八大系统，每个系统内的各种器官都有其特定的功能。在掌握各器官的基本知识的基础上，悬灸师通过体格检查和一些实验室的检测指标分析，能够从外部了解人体内各器官、各系统的基本情况，为悬灸应用技术的施行提供指导方向。

本章介绍了人体各器官、各系统的基础知识，并在此基础上，进一步指出与悬灸相关的人体解剖位置以及骨性标志，为学习悬灸应用技术提供了重要的医学理论基础。

第1节 概　　述

一、人体的基本结构

构成人体基本结构和功能的单位是细胞，细胞与细胞之间存在着细胞间质。细胞间质是由细胞产生的物质，它包括纤维、基质和流体物质（如组织液、淋巴液、血浆等），对细胞起着支持、保护、联结和营养作用，参与构成细胞生存的微环境。众多形态相似、功能相近的细胞由细胞间质组合，所形成的细胞群体叫作组织。人体组织有多种类型，传统上一般将之归纳为四种基本组织，即上皮组织、结缔组织、肌肉组织和神经组织。以一种组织为主体，几种组织有机地结合在一起，形成具有一定形态、结构和功能特点的器官。一系列执行同一功能的器官有机地联系在一起，形成具有特定功能的系统，如运动系统、消化系统、泌尿系统、生殖系统、循环系统、神经系统等。此外，还有散在身体各部分功能各异的内分泌腺。人体各系统既具有本身独特的形态、结构和功能，又在神经系统和内分泌系统的统一支配和调节下，相互联系、相互制约、协同配合，共同完成统一的整体活动和高级的意识活动，以实现与瞬息万变的内、外环境的高度统一。

二、解剖学基础

为了正确描述人体结构的形态、位置以及它们间的相互关系，必须了解公认的统一标准，即解剖学姿势和方位术语。

1. 解剖学姿势

为了阐明人体各部分的结构形态、位置及相互关系，首先必须确立一个标准姿势，在描述任何体位时，均以此标准姿势为准。这一标准姿势叫作解剖学姿势，即身体直立，两眼平视前方，双足并立，足尖朝前，上肢垂于躯干两侧，手掌朝向前方（拇指在外侧）。

2. 常用的方位术语（见图4—1）

（1）上和下。按解剖学姿势，头居上，足在下。

（2）近和远。在四肢侧常用近侧和远侧描述部位间的关系，即靠近躯干的根部为近侧，而相对距离较远或末端的部位为远侧。

（3）前和后。靠身体腹面者为前，而靠背面者为后。在比较解剖学上通常称为腹侧和背侧。在描述手时则常用掌侧和背侧。

（4）内侧和外侧。以身体的中线为准，距中线近者为内侧，离中线相对远者为外侧。如手的拇指在外侧而小指在内侧。在描述上肢的结构时，由于前臂尺、桡骨并列，并可作旋转的活动。故可以用尺侧、小指侧代替内侧，用桡侧、大指侧代替外侧。下肢小腿部有径、腓骨并列，胫骨在内侧，腓骨居外侧，故又可用胫侧和腓侧称之。

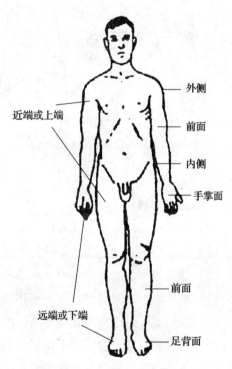

图4—1 常用的方位术语

三、躯干的标志线和分区

胸腹盆腔内的脏器，在胸腹盆腔内的位置是相对固定的。为了描述和学习的方便，通常在胸腹部体表画出若干标志线和分区，以便确定内脏各器在胸腹腔内的相对位置及其在体表的投影，如图4—2所示。

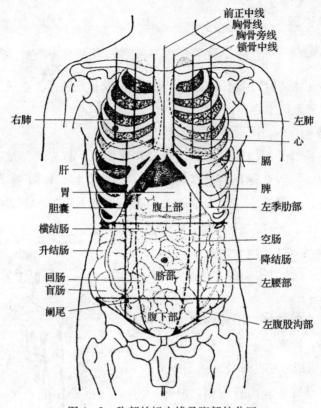

图 4—2　胸部的标志线及腹部的分区

1. 胸部标志线

（1）前正中线。沿身体前面中线所作的垂直线。

（2）锁骨中线。通过锁骨中线所作的垂直线。

（3）腋前线。沿腋窝前缘向下所作的垂直线。

（4）腋中线。由腋窝中点向下所作的垂直线。

（5）腋后线。沿腋窝后缘向下所作的垂直线。

（6）肩胛线。通过肩胛骨下角所作的垂直线。

（7）后正中线。沿身体后面中线所作的垂直线，该线和督脉走向一致。

2. 腹部的标志线及分区

一般用两条垂直线和两条水平线，将腹部划分为 9 个分区。2 条水平线是上横线和下横线。上横线是通过左右两侧肋弓最低点所作的连线；下横线是通过左、右两侧髂前上棘所作的连线。两条垂直线是通过左、右腹股沟韧带中点所作的垂直线。它们与两条横线相交，将腹腔上部分为腹上区和左右肋区；将腹中部分为中间的脐区和两侧的左右腰区；将腹下部分为中间的腹下区和两侧的左右髂区。

第 2 节　生理解剖

一、运动系统

运动系统由骨、骨连接和骨骼肌三种器官组成。顾名思义，运动系统的首要功能是运动。人的运动是很复杂的，包括简单的移位和高级活动，如语言、书写等，都是在神经系统支配下，以肌肉收缩来实现的。

1. 骨和关节

骨是以骨组织为主体构成的器官，是在结缔组织或软骨基础上经过较长时间的发育过程（骨化）形成的。成人骨一般有 206 块，依其存在部位不同，可分为颅骨、躯干骨和四肢骨。

关节一般由相邻接的两骨相对形成，如有三块以上的骨参加构成的叫作复关节。构成关节的两骨相对的骨面上，被覆以软骨，形成关节面。周围包以结缔组织的被囊——关节囊，囊腔内含有少量滑液，如图 4—3 所示。

（1）躯干骨及其连接。躯干骨包括脊柱和胸廓两个部分。脊柱是人体躯干的支柱，具有支持头部，支持和保护胸、腹、盆部器官，完成各种运动的功能。胸廓除支持保护胸部内脏外，还有完成呼吸运动的功能。

1）脊柱。脊柱位于背部正中，上端接颅骨，下端达尾骨尖，分颈、胸、腰、骶及尾 5 段，由 24 个椎骨、1 个骶骨和 1 个尾骨组成。它们借韧带、软骨和关节连成 1 个完整的脊柱。整个脊柱中央有 1 条管道称椎管，内为脊髓。椎管向上经枕骨大孔与颅腔相通。第七颈椎的截面如图 4—4 所示，完整

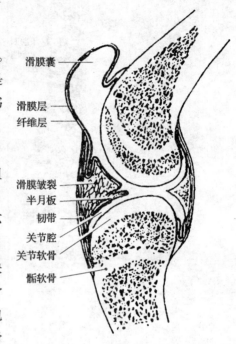

滑膜囊
滑膜层
纤维层
滑膜皱裂
半月板
韧带
关节腔
关节软骨
骺软骨

图 4—3　关节的构造模式图

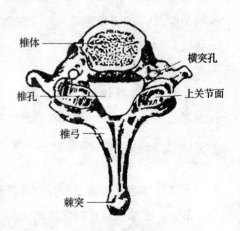

椎体
横突孔
椎孔
上关节面
椎弓
棘突

图 4—4　第七颈椎截面图

脊柱的形态如图4—5所示。

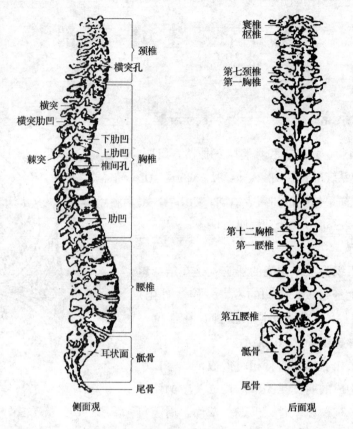

图4—5　脊柱

　　脊柱由7个颈椎、12个胸椎、5个腰椎共计24个椎骨以及骶骨和尾骨借椎间盘、椎间关节及许多韧带连接成一个整体，既坚固又柔韧。脊柱除支持和保护功能外，还有灵活的运动功能。脊柱能够弯曲，特别是颈曲与腰曲，可以随重力的变化而改变其曲度。

　　椎间盘是指椎体与椎体之间的软骨连接。椎间盘有一定的弹性，可缓冲震动、允许脊柱做弯曲和旋转运动。颈部和腰部活动度较大，椎间盘也较厚。在病理情况下，髓核会从纤维环的薄弱或损伤处突出，常见的为向后外方向的髓核脱出，会造成压迫神经根的症状。

　　人体背部的正中线上，分布有督脉，督脉上有人体重要的穴位，如在第七颈椎棘突下的大椎穴，在第二腰椎棘突下的命门，在第四腰椎棘突下的腰阳关。

　　2）胸廓。胸廓是胸腔壁的骨性基础和支架。成人胸廓的形态为前后较扁、左右较宽的圆锥形的骨笼。胸廓由 12 个胸椎，12 对肋骨和 1 个胸骨借关节、软骨连接而组成。肋骨 12 对，左右对称，后端与胸椎相连接，前端仅第一至七肋借软骨与胸骨相连接，称为真肋，第八至十二肋称为假肋，其中第八至十肋借肋软骨与上一肋的软骨相连，形成肋弓，第十一、十二肋前端游离，故又称浮肋，如图 4—6 所示。

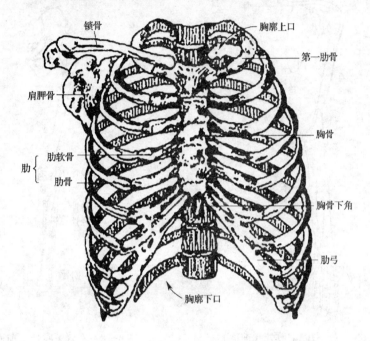

图 4—6 胸廓

（2）上肢骨和下肢骨

1）上肢骨（见图 4—7）。上肢骨共有 64 块。肩胛骨呈三角形，位于胸廓的后外侧，其外侧角与肱骨构成肩关节。锁骨外侧端与肩胛骨相接，内侧端与胸骨相接。肱骨在上臂，上端与肩胛骨相接构成肩关节，下端与桡骨、尺骨构成肘关节。当掌心向前位时（解剖学姿势），前臂的桡骨在外侧，尺骨在内侧。桡骨下端与腕骨组成腕关节。手部骨包括 8 块腕骨、5 块掌骨和 14 块指骨。

上肢分布有一些常用穴位，如曲池在肘横纹桡侧凹陷处，外关在腕背侧横纹上两寸，内关在掌侧腕横纹上两寸，合谷位于第一和第二掌骨间。

2）下肢骨（见图 4—8）。下肢骨共有 62 块。髋骨由髂骨、耻骨和坐骨组成，与骶骨共同围成骨盆。股骨在大腿部，上端股骨头与髋骨外侧的髋臼组成髋关节；股骨颈部较长，且与股骨体部呈一定角度，容易发生骨折；股骨颈与股骨之间有一隆起称为大转子，可在体表扪及；股骨下端与胫骨、髌骨相接组成膝关节。胫骨在小腿内侧，较粗；腓骨在小腿外侧，较细；胫腓两骨下端与跗骨形成踝关节。足骨包括 7 块跗骨，5 块跖骨和 14 块趾骨。

下肢分布有一些常用的穴位，如足三里在外膝眼下三寸，三阴交在内踝尖上三寸。

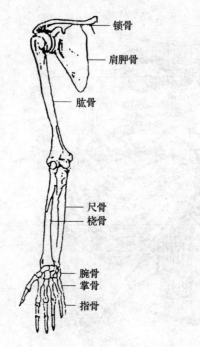

图 4—7　右侧上肢骨（前面）

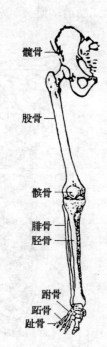

图 4—8　右侧下肢骨（前面）

2. 骨骼肌

运动系统的肌肉属于横纹肌，由于绝大部分附着于骨，故又名骨骼肌。每块肌肉都是具有一定形态、结构和功能，有丰富的血管、淋巴分布，在运动神经支配下收缩或舒张，进行随意运动。肌肉具有一定的弹性，当拉长肌肉的拉力解除时可自动恢复到原来的形态。肌肉的弹性可以减缓外力对人体的冲击。

二、呼吸系统

呼吸系统是执行机体和外界进行气体交换的器官，由呼吸道和肺两部分组成，如图 4—9 所示。呼吸道包括鼻腔、咽、喉、气管和支气管，临床上将鼻腔、咽、喉叫作上呼吸道，气管和支气管叫作下呼吸道，呼吸道的壁内有骨或软骨支持管腔以保证气流的畅通。肺主要由支气管不断进行分支，并在其末端形成的肺泡共同构成，气体进入肺泡内，在此与肺泡周围的毛细血管内的血液进行气体交换。吸入空气中的氧气透过肺泡进入毛细血管，通过血液循环输送到全身各个器官组织，供给各器官，各器官组织产生的代谢产物，如二氧化碳再经过血液循环运送到肺，然后经呼吸道呼出体外。

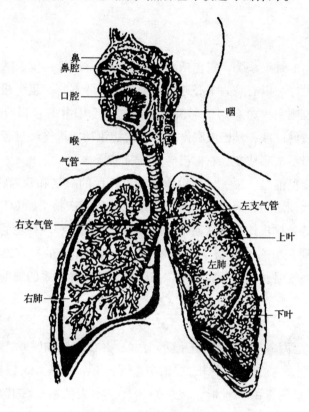

图4—9 呼吸系统全貌

1. 气管和支气管

气管和支气管均以软骨、肌肉、结缔组织和黏膜构成。软骨为"C"字形的软骨环，缺口向后，各软骨环以韧带连接起来，环后方缺口处由平滑肌和致密结缔组织连接，保持了持续张开状态。左、右支气管从气管分出后，斜向下外方进入肺门。两支气管之间的夹角为65°~85°。左支气管细而长，比较倾斜，右支气管短而粗，较为陡直。因而，异物易落入右支气管。

2. 肺

肺是进行气体交换的器官，位于胸腔内纵隔的两侧，左右各一。肺上端钝圆叫肺尖，向上经胸廓上口突入颈根部，底位于膈上面，朝向肋和肋间隙的面叫肋面，朝向纵隔的面叫内侧面，该面中央的支气管、血管、淋巴管和神经出入处叫肺门。左侧肺分为二叶，右侧肺分为三叶。每叶肺各有一细支气管，并不断地分支，最后形成肺泡。肺泡外面包绕着毛细血管网，肺泡内的气体与毛细血管血液中的气体可通过薄而通透性好的肺泡进行交换。

三、循环系统

循环系统是封闭的管道系统，它包括心血管系统和淋巴管系统两部分。心血管系统是一个完整的循环管道，它以心脏为中心通过血管与全身各器官、组织相连，血液在其中循环流动。淋巴管系统则是一个单向的回流管道，它以毛细淋巴管盲端起源于组织细胞间隙，吸收组织液形成淋巴液，淋巴液在淋巴管内向心流动，沿途经过若干淋巴结，并获得淋巴球和浆细胞，最后汇集成左、右淋巴导管开口于静脉。

循环系统的主要机能是：第一，把机体从外界摄取的氧气和营养物质送到全身各部，供给组织进行新陈代谢之用，同时把全身各部组织的代谢产物，如 CO_2、尿素等，分别运送到肺、肾、皮肤等处排出体外，从而维持人体的新陈代谢和内环境的稳定。第二，它将为众多的与生命活动调节有关的物质（如激素）运送到相应的器官，以调节各器官的活动。第三，淋巴管系统是组织液回收的第二条渠道，既是静脉系的辅助系统，又是人体防御系统的一环。

1. 心脏

心脏位于胸腔的纵隔内，膈肌中心腱的上方，夹在两侧胸膜囊之间。其所在位置相当于第二至六肋软骨或第五至八胸椎之间的范围。整个心脏 2/3 偏在身体正中线的左侧。心脏的外形略呈倒置的圆锥形，大小约相当于本人的拳头。其外表面覆以心外膜（即心包脏层）。心脏是体循环和肺循环的中心，是血液流动的动力装置。心脏收缩和舒张使血液不断从心脏射入动脉，又不断从静脉回到心脏，心脏外观如图 4—10 所示。

2. 血管系

血管系由起于心室的动脉系和回流于心房的静脉系以及连接于动、静脉之间的网状毛细血管组成。血液循环的途径是：血液由心室射出，经动脉、毛细血管、静脉再环流入心房，如此循环不已。根据循环途径的不同，可分为大（体）循环和小（肺）循环两种。

大循环（见图4—11）起始于左心室，左心室收缩将富含氧气和营养物质的动脉血泵入主动脉，经各级动脉分支到达全身各部组织的毛细血管，与组织细胞进行物质交换，即血中的氧气和营养物质为组织细胞所吸收，组织细胞的代谢产物、二氧化碳等进入血液，形成静脉血。再经各级静脉，最后汇合成上、下腔静脉注入右心房。

小循环则起于右心室，右心室收缩时，将大循环回流的血液（含代谢产物及二氧化碳

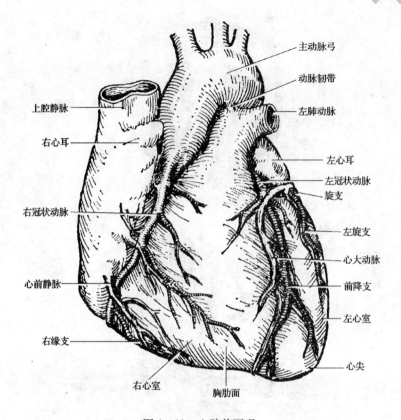

图 4—10　心脏前面观

的静脉血）泵入肺动脉，经肺动脉的各级分支到达肺泡周围的毛细血管网，通过毛细血管壁和肺泡壁与肺泡内的空气进行气体交换，即排出二氧化碳、摄入氧气，使血液变为富含氧气的动脉血，再经肺静脉回流于左心房。

四、消化系统

消化系统（见图4—12）由消化管和消化腺两大部分组成。消化管是一条自口腔延至肛门的很长的平滑肌组成的管道，包括口腔、咽、食管、胃、小肠（十二指肠、空肠、回肠）、大肠（盲肠、结肠、直肠）等部。消化腺有小消化腺和大消化腺两种。小消化腺散在消化管各部的管壁内，大消化腺有3对唾液腺（腮腺、下颌下腺、舌下腺）。肝和胰均借导管，将胆汁、胰液等排入消化管内。

消化系统的功能是消化食物，吸收养料、水分、无机盐等，并排出残渣（粪便）。消化包括物理性消化和化学性消化。物理性消化是指消化管对食物的机械作用，包括咀嚼、吞咽和各种形式的蠕动运动以磨碎食物，使消化液充分与食物混合，并推动食团或食糜向

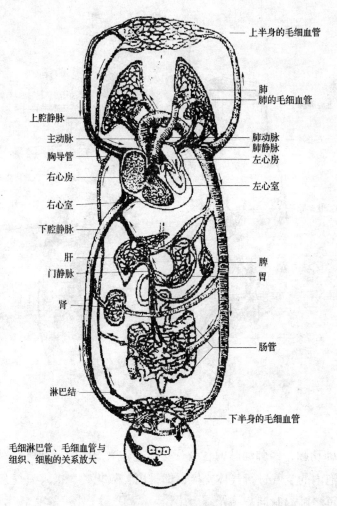

上半身的毛细血管

肺
肺的毛细血管

上腔静脉

主动脉

胸导管

右心房

右心室

下腔静脉

肝
门静脉

肾

淋巴结

肺动脉
肺静脉
左心房

左心室

脾
胃

肠管

下半身的毛细血管

毛细淋巴管、毛细血管与
组织、细胞的关系放大

图4—11　大循环概观

肛门移动等。化学性消化是指消化腺分泌的消化液对食物进行化学分解，如把蛋白质分解为氨基酸、把淀粉分解为葡萄糖、把脂肪分解为脂肪酸和甘油，这些分解后的营养物质被小肠（主要是空肠）吸收，进入血液和淋巴。残渣通过大肠排出体外。此外，口腔、咽等还与呼吸、发音和语言活动有关。

1. 口腔

口腔是以骨性口腔为基础形成的，前方称作为口，由上下唇围成，后方以咽峡和咽相通。口腔内有牙齿和舌，并有三对唾液腺开口于口腔。

2. 食管

食管位于气管的后面，沿脊柱下降，穿过膈肌后与胃相连接。当食物被咽下时，食管

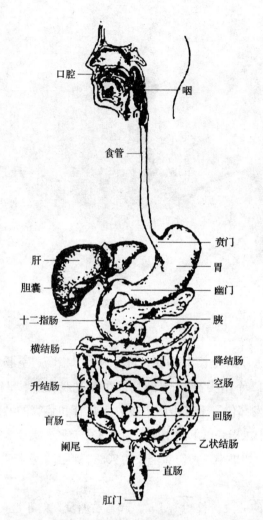

口腔
咽
食管
贲门
肝
胃
胆囊
幽门
十二指肠
胰
横结肠
降结肠
升结肠
空肠
盲肠
回肠
阑尾
乙状结肠
直肠
肛门

图4—12　消化系统全貌

肌肉发生一系列由上而下的收缩运动（蠕动），使食团较快进入胃。吞咽时，咽部进入气管的通道被关闭，食团不会进入气管。

3. 胃

胃是消化管的最膨大部分（见图4—13），由食管送来的食团暂时储存胃内，进行部分消化，到一定时间后再送入十二指肠。此外，胃还有内分泌的机能。胃大部分位于腹上部的左季肋区，上端与食管相续的入口叫贲门，下端连接十二指肠的出口叫幽门。上缘凹向右上方部分叫胃小弯，下缘凸向左下方部分叫胃大弯，贲门平面以上向左上方膨出的部分叫胃底，靠近幽门的部分叫幽门部，胃底和幽门部之间的部分叫胃体。

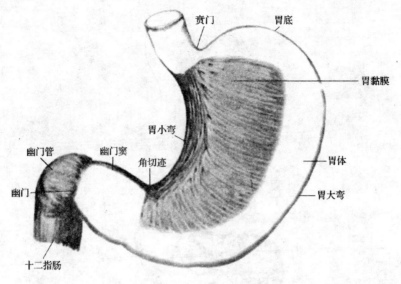

图 4—13　胃的形态及分布

4. 小肠

小肠在腹腔中。成人小肠全长 5～6 m，可分为十二指肠、空肠和回肠三部分。十二指肠长约 25 cm（约等于 12 个指头宽），其起始部在 X 光线观察下呈锥形式圆球形，故称十二指肠球部，是溃疡好发部位。十二指肠中段有胆总管和胰管的共同开口。因此，胆汁和胰液均进入十二指肠。十二指肠以下的小肠，前 1/3 是空肠，后 2/3 是回肠。小肠是食物消化和吸收最重要的部位。如果小肠被切除全长的 70%，将由于营养吸收匮乏而危及生命。

5. 大肠

大肠是消化管最后的一段，长约 1.5 m，起自右髂窝，终于肛门。大肠从回盲瓣开始，分为盲肠、结肠（见图 4—14）和直肠三端。在回肠与盲肠的交界处，有一条蚯蚓样突起，称为阑尾。此处发炎时，即为阑尾炎，此点可能有压痛感。

大肠的主要功能是吸收食物残渣中的水分和无机盐，暂时存放粪便和排出粪便。由于纤维素在大肠中能限制水分等被吸收，并刺激大肠运动，可促进排便，因此多吃富含纤维的食物可预防便秘。

6. 肝和胆囊

肝是人体中最大的腺体，也是人体的最大"化工厂"。成人的肝约重 1.5 kg，位于右季肋部和腹上部，如图 4—15 所示。肝具有分泌胆汁、储存糖原、解毒、吞噬防御等功能，在胚胎时期还有造血功能。肝质软而脆，呈红褐色。人体在生命运动中产生的很多"废物"和"毒物"要由肝进行解毒。肝细胞分泌的胆汁进入胆小管，经各级胆管和肝管

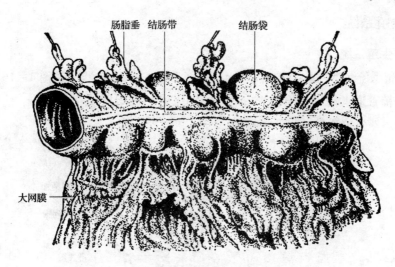

图 4—14　结肠的特征

流出。胆汁从肝管流出肝后并不立即直接流入十二指肠，而是首先储存于胆囊内，间断性地排放入十二指肠。胆汁流入十二指肠前在肝外流经的管道总称为肝外胆道系统，包括肝管、肝总管、胆囊管、胆囊和胆总管。

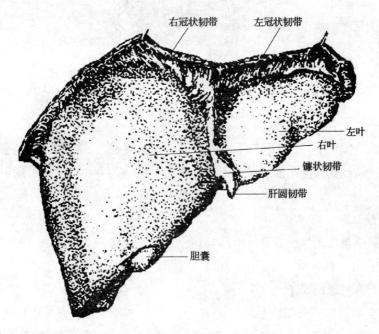

图 4—15　肝的上面

五、生殖系统

1. 男性生殖系统

男性生殖系统包括内生殖器和外生殖器两个部分。内生殖器（见图4—16）由生殖腺（睾丸）、输精管道（附睾、输精管、射精管和尿道）和附属腺（精囊腺、前列腺、尿道球腺）组成。外生殖器包括阴囊和阴茎。

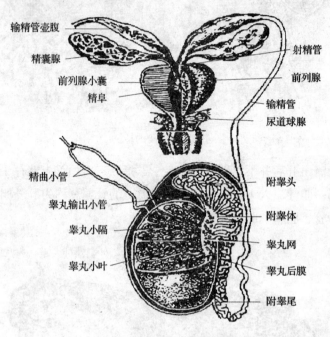

图4—16 男性内生殖器全貌

其中前列腺形似栗子，位于膀胱下方，其内有尿道穿过。前列腺后面是直肠，因此用手指插入肛门，通过直肠壁向前可触摸到前列腺的形状、大小和硬度，可用以诊断前列腺的疾病。

2. 女性生殖系统

女性生殖系统包括内生殖器和外生殖器两个部分。内生殖器（见图4—17）由生殖腺（卵巢）、输卵管道（输卵管、子宫、阴道）和附属腺（前庭大腺）组成。外生殖器即女性外阴。此外，乳房也归属于女性生殖系统。

卵巢是产生卵细胞和分泌女性激素的器官。成熟的卵细胞从卵巢表面排出，经腹膜腔进入输卵管，在管内受精后移至子宫内膜发育生长，成熟的胎儿于分娩时经阴道娩出。

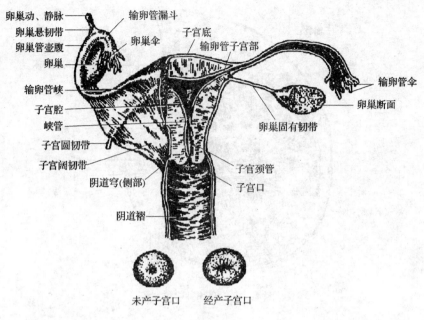

卵巢动、静脉
卵巢悬韧带
卵巢管壶腹
卵巢
输卵管峡
子宫腔
峡管
子宫圆韧带
子宫阔韧带
阴道穹(侧部)
阴道褶

输卵管漏斗
卵巢伞
子宫底
输卵管子宫部
输卵管伞
卵巢断面
卵巢固有韧带
子宫颈管
子宫口

未产子宫口　　经产子宫口

图4—17　女性内生殖器全貌

　　子宫位于骨盆腔内，在膀胱和直肠之间，下端接阴道，两侧有输卵管和卵巢。子宫壁由黏膜、肌膜和浆膜三层构成。子宫黏膜叫子宫内膜。若子宫内膜细胞出现在身体的其他部位，则叫作子宫"内膜异位症"，为常见症状，并可导致痛经等。子宫底和体的内膜随月经周期（约28天）而变化，呈周期性的增生为受精卵的着床进行准备。若无受精卵着床，则子宫内膜又会出现脱落。然后进入下一周期的变化。

　　乳房（见图4—18、图4—19）为成对器官，是最大的皮肤腺，为汗腺的特殊变形。女性乳房的功能活动和女性生殖器有密切关系。由青春期开始，女性乳房逐渐生长发育，并随月经周期而出现周期性变化，怀孕后乳房腺组织随妊娠月份的增加而发育增长，分娩后腺组织出现旺盛的泌乳活动，成年女性乳腺组织由15～20个乳腺叶组成。乳房一般在14岁时开始迅速发育，中年以后由于缺少雌激素腺体组织而开始萎缩。

六、内分泌系统

　　内分泌系统是由内分泌腺和分解存在于某些组织器官中的内分泌细胞组成的一个体内信息传递系统。它与神经系统密切联系，相互配合，共同调节机体的各种功能活动，维持内环境的相对稳定。

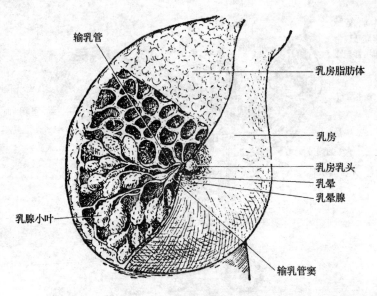

输乳管

乳房脂肪体

乳房

乳房乳头
乳晕
乳晕腺

乳腺小叶

输乳管窦

图4—18 女性乳房模式图

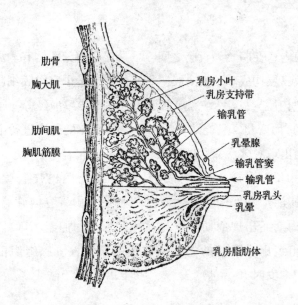

肋骨
胸大肌

乳房小叶
乳房支持带

输乳管

肋间肌
胸肌筋膜

乳晕腺

输乳管窦
输乳管

乳房乳头
乳晕

乳房脂肪体

图4—19 女性乳房矢状图

　　人体内主要的内分泌腺有脑垂体、甲状腺、甲状旁腺、肾上腺、胰岛、性腺、松果体和胸腺，如图4—20所示。由内分泌腺或内分泌细胞所分泌的高效能的生物活性物质，经组织液或血液传递而发挥其调节作用，此种物质称为激素。

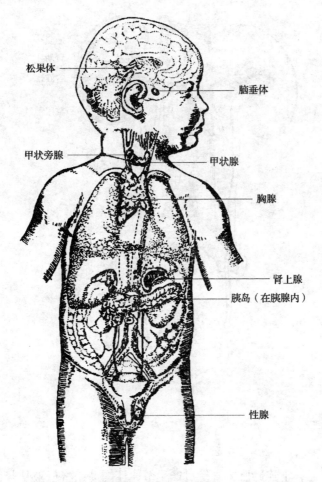

松果体

脑垂体

甲状旁腺

甲状腺

胸腺

肾上腺

胰岛（在胰腺内）

性腺

图4—20　内分泌腺的位置

七、泌尿系统

泌尿系统（见图4—21）包括肾、输尿管、膀胱、尿道等器官。肾是泌尿器官，其余为储尿和排尿器官。正常人每日可排出 1 500 ~ 2 500 mL 尿液，它在维持电解质和酸碱平衡中起重要作用。

1. 肾

肾位于腹后壁脊柱两旁，左右各一，相当于第十一胸椎至第三腰椎的水平，右肾较左肾稍低。肾脏外侧缘突出，内侧缘中部凹陷处称肾门。肾门是肾动脉、肾静脉、输尿管、肾神经出入的部位，肾脏的主要功能是生成尿液，排出代谢产物。

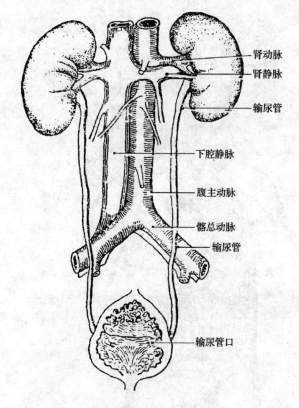

肾动脉

肾静脉

输尿管

下腔静脉

腹主动脉

髂总动脉

输尿管

输尿管口

图4—21　泌尿系统解剖图

2. 输尿管

输尿管上接肾盂，下连膀胱，管壁可产生节律性蠕动，将尿液从肾盂输入膀胱。正常时输尿管每分钟蠕动 3～5 次。当输尿管受结石阻塞时，蠕动次数增加，蠕动力量加大，甚至产生输尿管痉挛，表现为腰部有绞痛感。

3. 膀胱

膀胱是储存尿液的肌性囊状器官，其大小、形状和位置均随其充盈程度而有所变化。正常成年人膀胱的平均容量约为 300～500 mL，最大容量可达 800 mL。新生儿的膀胱容量为成人的 1/10。老年人由于膀胱肌张性降低，容积增大。女性膀胱容量较男性为小。

八、神经系统

神经系统是机体内起主导作用的系统。内、外环境的各种信息由感受器接受后，通过周围神经传递到脑和脊髓的各级中枢进行整合，再经周围神经控制和调节机体各系统器官的活动，以维持机体与内、外界环境的相对平衡。

神经系统由神经细胞（神经元）和神经纤维组成，如图 4—22 所示。神经系统在形态和机能上都是完整的、不可分割的整体，按其所在部位和功能，可分为中枢神经系统和周围神经系统。

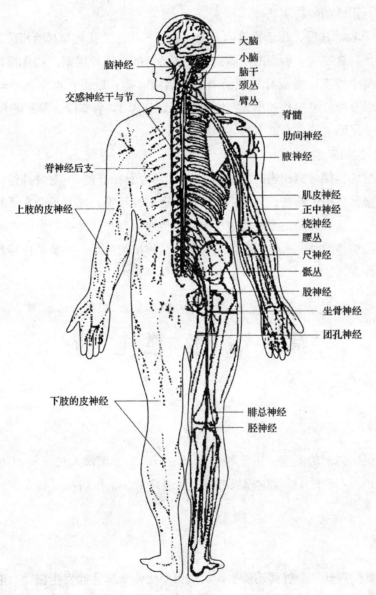

图 4—22　神经系统全貌（背面观）

1. 中枢神经系统

中枢神经系统包括位于颅腔内的脑和位于椎管内的脊髓。中枢神经主要功能是：汇总和分析周围神经提供的信息，并发出调控人体的信息。

（1）脑位于颅腔内。人脑可分为大脑、间脑、中脑、脑桥、小脑和延髓6个部分。人类的大脑皮质在长期的进化过程中高度发展，它不仅是人类各种机能活动的高级中枢，也是人类思维和意识活动的物质基础。

（2）脊髓呈扁圆柱形，位于椎管内，上端在平齐枕骨大孔处与延髓相续，下端终于第一腰椎下缘水平。脊髓前、后面的两侧发出许多条细的神经纤维束，叫作根丝。一定范围的根丝向外方集中成束，形成脊神经的前根和后根。前、后根在椎间孔处合并形成脊神经。脊髓以每对脊神经根根丝的出入范围为准，划分为31个节段，即颈髓8节，胸髓12节，腰髓5节，尾髓1节，脊髓有传导和反射功能。

2. 周围神经系统

周围神经系统包括与脑相连的12对脑神经和与脊髓相连的31对脊神经。它们两侧对称地向周围分布到各组织器官，分为感觉神经和运动神经等。感觉神经主要是由周围向中枢传递各种信息。运动神经主要是由中枢向周围传递信息，从而引起人体的运动。

除感觉和运动神经外，人体还有内脏神经，又称植物神经，主要是传导和调节内脏的感觉运动和功能。

第 3 节　体 格 检 查

一、体温

体温是指机体内部的温度，正常值为36.5～37.2℃。正常人在一天24小时内体温略有波动，一般相差不超过1℃。生理状态下，早晨略低，下午略高，妇女在月经期前或妊娠中体温均略高。

二、脉搏

脉搏是动脉的搏动。心脏搏动所引起的压力变化使动脉管壁发生振动，沿着动脉管壁向外周传递，即成脉搏。正常成年人的脉率为60～100次/min，与心跳频率一致。脉搏过快或过慢均为不正常。

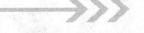

三、呼吸

呼吸是指机体同外界环境进行气体（主要是 O_2 和 CO_2）交换的整个过程。正常人每分钟平均呼吸次数为 16～20 次。

四、血压

血压是血液对血管壁的侧压力。在循环系统各段血管中血压高低不等，动脉血压较静脉血压高。一般血压以上肢肱动脉测得的血压为代表。正常成人的收缩压一般为 90～140 mmHg；舒张压一般为 60～90 mmHg；脉压差一般为 30～40 mmHg。

五、成年人标准体重和体重指数

1. 标准体重

$$标准体重（kg）=［身高（cm）-100］×0.9$$

2. 体重指数（BMI）

$$体重指数（BMI）=体重（kg）/［身高（m）］^2$$

正常人体重指数一般在 20 左右，大于 25 为肥胖。这是目前应用较为广泛的计算体重的方法。

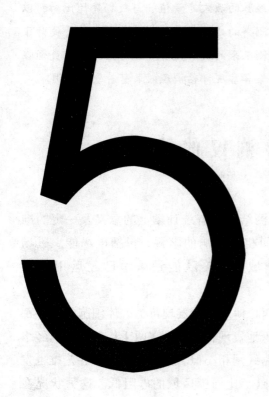

第5章

经络检测仪的原理及使用

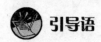 引导语

经络检测属于能量医学范畴，通过检测十二经脉的原穴能量值并与数据库的比对，以测得身体当时的比值数。运用中医五行学说对所测得的比值数进行判读，可以使悬灸师了解顾客的过去身体状况，并知道目前的状况及预测未来的发展趋势。经络检测是悬灸师在给顾客进行辨证时的好帮手，对正确制定调理方案和客观评估调理效果有着重要作用。

第1节　经络检测仪的原理

经络检测的原理属于能量医学的范畴，检测结果具有统计学上的意义及一定的准确度。能量医学是一种研究能量与生物体之间相互影响的学科，包括电场能、磁场能、脑波、神经激发、细胞、原子辐射等领域。在美欧能量医学已经运用超过30年。

能量医学的研究起源于20世纪50年代，西德傅尔医师发现每个人体细胞的内外都分布着不同的电能。在研究的过程中，傅尔惊讶地发现，中国人在两千年前绘制的经络图竟然与他实际从病人身上检测出的电能变化路线图相类似。同期，日本中谷艺雄也发现在皮肤上有一系列的点，在上面所测得的电阻，比周围区域的电阻低。这种状况在人体有变化时显得特别明显。电流进入人体，电导的高低，是受自律神经控制的。当某一脏腑发生病变，支配该脏腑的自律神经就受到刺激，因而就改变相连于经络上的电导。

因此，通过检测穴位的电能可以获知经络能量的大致情况。经络检测仪是运用西方能量医学原理，测量十二正经的24个原穴的能量值（但大肠经为阳溪穴，膀胱经为束骨穴），并和储存有五百多万例数据的经络检测仪数据库进行比对，分析得出其比值，根据比值，进而判定被检测者的身体状况。当人体五脏机能处于非常虚弱的状态时，其相应经络的能量值会非常低。当人体五脏机能处于非常亢奋的状态时，其相应经络的能量值会非常高。根据经络检测仪的数值，结合运用中医的阴阳五行学说，进行辨证分析，可以知道被测者的过去健康状况，了解目前在并进行的变化及预测未来的健康趋势。这些信息可以很好地作为辨证依据，指导悬灸师辨证并正确制定悬灸调理方案。

第2节　经络能量值的意义

经络检测仪所测得的数值是以比值为计量单位的。

一、经络能量指数

经络能量指数是指平均的经络状态能量。

1. 正常范围——经络能量指数为 25～55

提示：身体能量呈正常状态，各脏腑生理机能运作良好。身体对精神、生活、工作压力或病变尚有良好的抵抗力与适应力。即使处于疾病状况，其病情也比较轻微，极易恢复。

2. 经络能量指数 >55

提示：身体能量呈现亢进状态。此时体内可能存有炎症，如急性细菌或病毒感染。神经活动处于旺盛状况，往往容易出汗，如确已排除疾病状况或经常如此，说明机体营养状况较好或正在吃某些保健品。但也可因病邪入侵，导致机体正气更加旺盛，以御外邪。表面看似精力充沛，实质五脏六腑功能因过度代偿，已开始逐渐出现内在衰弱倾向。如将能量比值调至正常，脏腑的病变状况反而暴露得十分清晰。故经络能量指数 >55，暂无特别判读价值。待将指数调至 <55 以后再作判读。因为此时体内能量极度亢盛，呈现的健康数值是假象。但如果确实毫无病因，经络能量指数常 >55，则有长寿的可能。

3. 经络能量指数 <25

提示：身体抵抗力和免疫调节能力明显下降。如身患疾病时期较长，有可能会有恶化趋势。如无患疾病，则提示有营养严重不良，身体趋向病态或老化。如反复测试发现有明显下降趋势，则需排除肿瘤及服用某些镇静药的可能。建议继续追踪检查或进行悬灸调理。一般情况下，悬灸后即能使经络能量得以提升。如经悬灸调理后经络能量仍呈下降趋势，并同时伴有脾经常呈亢奋状态，三焦则呈虚弱状态，则更应该提高重视，以排除肿瘤的可能。当经络能量指数 <10，暂无特别判读价值，待将指数调至 >10 以后再作判读。因为此时体内能量极度虚弱，呈现的健康数值是假象。

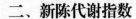

二、新陈代谢指数

新陈代谢指数用以评估脏和腑之间的气血状态及全身代谢的状态。

1. 正常范围——新陈代谢指数为 0.8 ~ 1.2

提示：阴阳平衡。

2. 新陈代谢指数 <0.8 为阳盛阴虚

提示：腑（大肠、小肠、三焦、膀胱、胆、胃）的能量运作大于脏（肝、心、肺、肾、脾）的能量运作；常存在有外邪入侵产生的炎症或某些过敏反应状态；容易导致自律神经失调，使肾上腺机能亢进；容易产生因激素水平失调而导致的疾病，如甲状腺机能亢进等。

3. 新陈代谢指数 >1.2 为阴盛阳虚

提示：腑的气血状态低于脏的状态，容易导致自律神经活动下降，四肢肌力减退；也可因急慢性病消耗大量能量后出现些现象，或由于中毒和过度运动、压力或劳累以后及饮酒或服用某些刺激性神经代谢的药物继发兴奋状态后的疲劳状态。

三、精神状态指数

精神状态指数可用于评估脑部的精神、神经活动状态及上、中、下三焦状态。

1. 正常范围——精神状态指数为：0.8 ~ 1.2

提示：上下平衡。

2. 精神状态指数 <0.8 为上虚下实、头轻脚重

提示：精神状态差，常出现倦怠及类似强迫性神经官能症表现。精神、神经与脏腑间失去了良好的控制和协调力，思维不集中、记忆力下降。上焦脏腑经络气血空虚，下焦相对偏旺。常见于心气虚或心血虚使气血不能上达于髓海，有头昏、恍惚、悲观、胸闷等现象。

3. 精神状态指数 >1.2 为上实下虚，头重脚轻

提示：精神出现亢奋状态，甚则有些焦躁、易怒、不安的感受。脑细胞活动呈现旺盛状态，情绪压抑不适，上焦脏腑经络气血旺盛，下焦相对偏低，导致阴阳两气与整体的平衡失调。常见于心肝火气等气血上窜的情形，或肾虚水不济火的心火亢奋状态，产生睡眠障碍，易上火、焦躁不安、口臭、腰部无力。

四、筋骨气血指数

筋骨气血指数可用于评估全身神经肌肉骨髓运动及气血状态。

1. 正常范围——筋骨气血指数为 0.8 ~ 1.2

提示：左右平衡。

2. 筋骨气血指数 <0.8 或 >1.2

提示：代谢异常或结缔组织、神经组织、软组织、骨骼系统病变。常有全身关节、肌肉疼痛异常，常患有慢性风湿性关节炎、慢性畸形关节病，筋骨不利，更须注意中风。如合并膀胱经能量过度充盈或过度虚弱多数存在有肌肉骨骼系统的疾病。

五、自律神经指数

自律神经指数可用于评估内脏神经对脏腑功能的调节状况。内脏神经的主要功能在于控制平滑肌、心肌及内分泌，调节分泌，血管收缩、器官蠕动，与各脏腑正常机能的发挥有密切的关系。

1. 正常范围——自律神经指数 ≤2

提示：交感神经与副交感神经平衡。

2. 自律神经指数 >2 为中度自律神经失调；自律神经指数 >3 为显著自律神经失调

提示：当自律神经功能失调时，机体会产生很多不适症状，但往往在体检时查不出任何病态指标。这就是现代人最易出现的亚健康状况。自律神经的功能失调常常会受到大脑皮质的活动、精神状态、情绪压力、生活习惯等多种因素的影响。

第3节 经络检测仪的操作及注意事项

一、检测室准备

1. 检测室需空气流通，室温保持在 18 ~ 25℃。检测室不可设于湿度较高的房间。

2. 光线柔和，亮度适中，噪声小于 40 dB。

3. 室内无无线电磁波、高频信号干扰等装置，如电磁波、微波炉、变压器等。

二、被测者注意事项

1. 为取得比较稳定的数值，可在两天前即通知被测者注意休息，生活规律，饮食正常，避免喝酒、喝咖啡，避免过度疲劳或情绪过于波动。

2. 空腹或饭后 1 h 进行检测。剧烈运动或体育运动过后需休息半小时。

3. 检测前需摘下身上所有金属物品，包括项链、手表、戒指、钥匙等，关闭通信器材。

4. 脱掉手套、鞋袜，并把手脚清洗干净，露出手腕关节、踝关节附近的 24 个原穴的测试部位。

5. 检测时保持清静、放松，不要说话，双脚离地，利用塑料垫使身体与地面绝缘，以平卧为佳。

6. 处于生理期的女性不建议检测。装有心脏起搏器者禁止进行检测。

三、检测步骤及注意事项

1. 检查检测棒（sensor）与 USB 连接是否良好。

2. 检测前应用浓度为 75% 的酒精棉球擦拭测量部位，激活原穴的敏感度，如检测不出可多擦拭几次。

3. 取适当大小的棉球，用浓度为 0.9% 的生理盐水蘸湿，拧干至湿度适中并放入检测棒的感测区内。棉球的工作平面应高于感测区边缘 1~2 mm 为宜。

4. 协助被测者将感应球轻轻握在左手掌心后，即可开始检测。检测过程中棉球不得脱落，持检测棒的手不要抖动，接触皮肤时力量要适中，以检测棒本身的力量接触即可。

5. 如果是首次检测，被测者需如实输入基本数据（如姓名、性别、出生年月日等）。如是复测者，在进入数据库后在被测者数据列表区点选被测者即可。

6. 检测经络原穴能量值的顺序为右手→右脚→左手→左脚。

7. 参照计算机屏幕出现的穴位画面，以经络检测仪的检测棒（塞棉花球的一端）依序测出被测者的经络值。测完 24 个原穴后，点选"结束"即完成经络能量值的测量。

8. 被测者以平卧最佳。

9. 在检测过程中，任何人不得接触到被测者的身体。

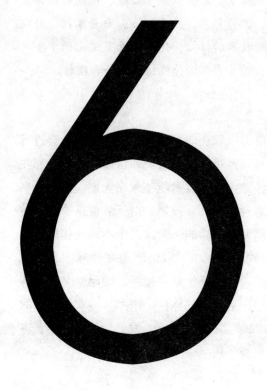

第 6 章

悬灸应用操作技术

引导语

悬灸应用技术是建立在中医基础上的一项调理技术，效果取决于细致、规范的操作流程及操作质量标准。悬灸的环境设置、前期准备、操作要求、质量标准、灸量掌握、补泻手法的调整、注意事项及禁忌证等内容是悬灸应用技术的核心，体现了悬灸文化的重要内涵，既能帮助悬灸师准确地掌握好技术，又能提升对悬灸师工作价值的认知和理解。

一、概述

悬灸应用技术被国家劳动部门核准为一项新的专项职业能力以来，已经向全社会进行了推广，也已培训了数以万计的悬灸专项人才。这些经过培训的悬灸师目前绝大部分都在岗位上为广大亚健康人群服务。大量的实践证明，悬灸应用技术能使人在无创、温馨、享受的过程中解决亚健康问题，取得无病防病、有病调理的良好效果。由于悬灸是通过补益正气、疏理气机和泄除邪气的三个作用途径来达到调理效果的，而这三个不同的作用能使顾客感受到完全不同的灸感。这些灸感既可明辨在络脉，也可以清晰地在经脉中悉心感受。在悬灸过程中，可让顾客明了何谓经络，何谓穴位？既让顾客得到了健康，又让顾客学到了中医基础知识。这一份劳动价值已得到了很多从业者的认同。因此，喜欢学悬灸的人越来越多。为了使大家能更方便地学好、用好、推广好这项技能，为更多的人造福，本教材将会详尽地将操作要点仔细阐述，以利大家更易掌握。

二、悬灸的环境设置

1. 足浴区

足浴区可根据经营场所的大小，分隔成若干个较为私密的小间，每个小间可放 2 ~ 3 张座椅或沙发。也可在 VIP 房间内，在悬灸床的一侧直接放一张靠椅，作为足浴功能区。足浴区地面不宜铺地毯。

2. 悬灸室

悬灸操作强调一对一的服务。悬灸师和顾客都需要心境平和。故悬灸室最好设置为单间。每间悬灸室面积均在 5 ~ 6 m^2，可以放置一张床，一个小工作台（需连带鞋柜），上面放悬灸所用的材料（如艾油、艾条、火柴、弹灰缸、牙签等），下面放顾客的拖鞋。床的规格一般为 1.9 m × 0.7 m × 0.68 m（长 × 宽 × 高）。床下沿不要设置加固材料，以免悬灸师不能将双腿呈 90° 垂直状态伸入床下，坐姿无法完全准确而放松的话，会影响悬灸效果。

每个悬灸室都要安装一个通风排气设备，以利艾烟及时排出，保持室内空气流畅。冬季室温应控制在22℃，夏季室温应控制在28℃。夏季切忌室温过低，因灸后肌肤腠理都比较疏泄，寒气极易进入。

南方地区黄梅季节时，要特别注意保持室内干燥，及时除湿。为尽量做到室内空气清洁，可以在悬灸室内放置空气清洁机或负离子氧疗仪，既可起到除烟功效，又可达到清新空气的作用。

3. 灸材要求

悬灸主要是用陈艾制成的艾绒，以及根据不同体质配以不同的中药材制成的艾条作为特别灸材。悬灸项目的特点为：安全、无创、温馨、有效。因此，对使用的艾条制作要求特别高。艾绒和药材加工要特别细腻、无杂质。艾灰不能轻易掉落，否则将无法达到无创的要求。为了不污染空气，在燃烧时产生的艾烟必须特别清淡，味道淡而清香。灸后当烟飘散后，室内不能留下特别难闻的浓烟味。要达到以上要求，必须选择质优的陈艾和加工质量达标的企业。因艾草为纯阳之性的草本，如将艾条加工得比较粗大，灸时就特别易上火和耗阳。因此，为了比较好地掌握灸量，应参照药典，艾条规格为10.5 cm×1.75 cm、净重12 g左右为佳。一根艾条的可燃时间为75~90 min左右。艾条会因被灸者体内的寒湿情况不同而产生燃烧的时间差异。

三、悬灸调理的前期准备

1. 经络检测

悬灸前要给顾客测试一下各经络原穴的能量值，以便根据各项经络的能量值来判断顾客的身体状况，以做到准确地辨证。

2. 足浴

现代人多属虚寒体质。寒从脚底起，足部是足三阴经和足三阳经的交会部位，是六条经脉气血出入的门户，又是人体中腧穴分布较为密集的区域。足浴时可通过这些穴位将热传至足三阴经、足三阳经以达到初步祛寒的效果。足浴可选用两种形式。一是传统的足浴，即水浴。水浴时可根据不同体质配以不同的中药，如需要达到清热排毒作用，可配以黄柏、金银花、菊花等，需要散寒的可配以麻黄、生姜等，需要通经散瘀的可配以红花、当归等。但如根据天人合一、顺应四时的概念而言，水属阴性，在冬季不宜泡得时间过久，甚至在冬至到立春期间应暂不用水泡。二是使用高科技远红外光波足浴桶。由于远红外光波有增进能量、消炎、除菌、除湿等作用，应用范围较广，操作方便，四季皆宜。远红外光波足浴既避免了冬季不宜接触过阴的物质以免耗阳，又利用远红外光波促使细胞表面水分子新陈代谢的原理，保留了祛寒、疏通经络的作用，能较好地提升悬灸效果。

（1）水浴的操作流程（见图6—1）

1）给顾客换拖鞋。

2）将准备好的放有中药的足浴桶端到顾客面前，并轻声嘱咐顾客将双足放入桶内。

3）水位线位于三阴交穴位上缘。

4）顾客足浴时，请顾客填写健康记录卡（每个空格都必须填写）。

5）足浴时间定为 15 min，期间添加 1～2 次中药水，添加时一手持壶，另一手务必要用温度计试水温，水温应维持在 38～40℃。夏季水温应低些，冬季水温应稍高。每次加水后的温度应略高于前一次。足浴后以额部有微微出汗为效果最佳。

6）15～20 min 后，用干毛巾擦干足部。擦足时悬灸师先以左手将毛巾垫在顾客的左脚后跟，将整个足部托在自己的手掌心里，以右手用毛巾擦干足背和各个足趾，然后将左脚轻轻放在专用拖鞋内。

按以上步骤完成右脚的操作。

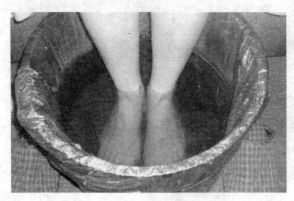

图6—1　水浴

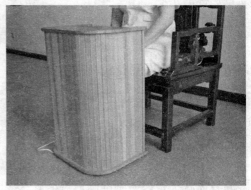

图6—2　远红外光波足浴

（2）远红外光波足浴操作流程（见图6—2）

1）冬季时可先插上电源，预热 10 min。

2）用温热毛巾将顾客的双脚擦干净，用干毛巾擦干足部。擦足时悬灸师先以左手将毛巾垫在顾客的左脚后跟，将整个足部托在自己的手掌心里，以右手用毛巾擦干足背和各个足趾，然后将左脚轻轻放在专用拖鞋内。按以上步骤完成右脚的操作。

3）将足浴时间、温度用开关控制好。

（3）足浴注意事项

1）无论水浴还是远红外光波足浴都应严格掌握温度，温度太凉达不到效果，温度过高则易烫伤顾客。

2）足浴时间应严格控制在 20 min 内，对年老体弱者控制在 15 min 内。以额头微微出汗为宜，以防造成出汗过多，导致虚脱。

3）足浴期间，应特别嘱咐顾客循序渐进饮 300 mL 左右的温开水。

4）足浴完毕，请顾客务必排尽小便，避免悬灸过程中产生多次排便现象，影响悬灸效果。

3. 悬灸前更衣

悬灸时的穴位应循经而灸。为避免顾客着凉和操作方便，要请顾客换上特制的悬灸衣裤。由于是贴身穿着，悬灸衣裤的材质最好选用纯棉织品，以舒适为佳。为避免不必要的交叉感染，悬灸衣裤以专人专属为好，用后一定要清洗、消毒。顾客换好悬灸衣裤后，悬灸师要将顾客的衣裤整齐叠好，放在密闭性好的衣橱内，以免顾客衣裤被沾染上艾烟味。

4. 疏经

现代人因体力劳动少，活动量小，寒湿侵入机体机会多，故大多数人的经络存在淤阻状况，导致经络和穴位的敏感度都比较差。为了保证悬灸调理的效果，在悬灸前要先给所调经络和穴位以疏导和点摩。

（1）疏经步骤

1）用特制艾油按摩手三阴、手三阳。

2）用特制艾油按摩腹部

3）用特制艾油按摩足三阴、足三阳。

4）用特制艾油按摩背部。

（2）疏经要点。对每条经络的合穴、原穴、井穴做重点点按。

（3）疏经手法

1）四肢以按摩和点按为主。

2）腹部疏经时，双手同时按压打圈，顺时针 9 次，逆时针 9 次。

3）背部疏经时，右手沿督脉由上往下轻揉 3 次；左侧膀胱经由上往下（包肩）轻揉排毒 3 次；右侧膀胱经由上往下（包肩）轻揉 3 次；左侧肩胛骨轻揉 5 圈，腋下轻揉 3 下，心肺区按摩 3 下、摁压 1 次；脾胃区按摩 3 下、摁压 1 次；肝肾区按摩 3 下、摁压 1 次；右侧肩胛骨轻揉 5 圈，腋下轻揉 3 下；心肺区按摩 3 下，摁压 1 次；脾胃区按摩 3 下，摁压 1 次；肝肾区按摩 3 下，摁压 1 次；右手沿督脉由上往下轻揉 3 下。

4）腰部左右来回搓 9 下。

四、悬灸的操作要求

1. 顾客体位要求

顾客先采用俯卧位，如有特殊情况，亦可采取左侧卧位。如顾客患有心脏方面的疾病，可采取右侧卧位，待命门和腧穴灸好后再采取平仰位。无论何种体位，顾客都应感到放松和舒适。

2. 盖被要求

需采用与悬灸要求配套的特制被子给予顾客保暖，尤其要注意双肩和双脚，一定要盖严实，以免受凉。

为方便悬灸操作，最好选用特制悬灸棉被。具体要求如下：

（1）双肩不能外露，被角整齐放在双肩下。

（2）被子要平整。

（3）双足不能外露，但不要贴着脚底盖满，在被子和脚底间要有一定空隙，使脚部完全放松，无压力。

（4）施灸部位的暴露范围约 5 cm×6 cm 左右。

（5）每施灸完一个穴位，要立即将被子盖好，以免顾客受寒。

3. 点艾条要求

（1）尽量采用火柴，以体现环保和自然。

（2）左手持艾条，右手持擦燃的火柴放在艾条的一端，沿着艾条的边缘轻轻点燃。切忌用其他方式助燃（如用口吹火、用手扇燃），因明火过大施灸命门时不但难以到达温补的效果，还会起到耗阳的副作用。

4. 悬灸师坐姿要求

常规情况下，顾客的头部应在悬灸师的左侧，悬灸师直立端坐，所要施灸的部位在悬灸师的正对面。悬灸师挺胸收腹，两肩自然放松，双肘关节呈125°左右悬姿，两眼凝视被灸穴位。上身尽量不要前倾，两手臂不可压在顾客身上，双下肢不能重叠或交叉，提肛吸气至丹田，使精气神得以提升，如图6—3所示。

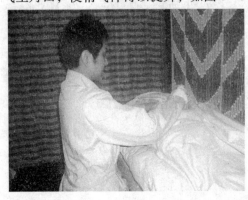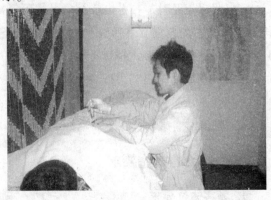

图6—3　悬灸坐姿

5. 手法要求

施灸者左手食指和中指的指肚用柔劲分别按于需施灸穴位的两侧（左右或上下均可），感应体内产生的气感，并根据感应获知不同气感的变化，随时调整按穴的力度。左手的按压力度和右手的持艾高度，均应根据顾客体内病邪之气的不同程度而做随时调整，以达到适当补泻作用。

（1）左手食指与中指的指肚呈75°状以柔劲在所灸穴位的两侧，分别以轻、中、重度进行点按。拇指、无名指，小指以握拳状向手心内侧聚拢。

（2）右手拇指、食指、中指类似握毛笔状持握艾条，无名指、小指自然向掌心弯曲。悬持高度应保持艾条离皮肤的距离不能低于三寸。

6. 左手按穴轻、中、重力度参照要求

（1）轻度：以按唇部活动感受到的压力。

（2）中度：以按鼻部活动感受到的压力。

（3）重度：以按额部活动感受到的压力。

一般而言，对首次来做悬灸调理的顾客，应先以中等力度按穴，如力度太轻，艾热无法很好地渗透到经络的深层。对特别虚弱者可采用较轻力度按穴，而实症者则要用重度力度按穴。

7. 悬灸时要求

（1）左手点按的作用有两个：一是可以激敏穴位，二是感应体内的气感。感应的能力源于悬灸师的爱心、静心、细心和耐心。

（2）右手持艾悬空而灸的目的是为了通过艾条与穴位之间所产生的气场压力来有效掌握灸量。要达到此目的，悬灸师在整个操作过程中必须要做到凝神静气。

8. 补益正气、疏理气机和泻除邪气操作要求

（1）补气。左手食指、中指指肚轻度点按穴位两侧。右手持艾高度为艾条离皮肤的距离不能低于三寸。

（2）理气。左手食指、中指指肚中度点按穴位两侧。右手持艾高度为艾条离皮肤的距离不能低于四寸。

（3）祛除邪气。左手食指、中指指肚重度点按穴位两侧。右手持艾高度为艾条离皮肤的距离不能低于五寸。

9. 选穴要求

（1）成人：一次选用穴位不要超过六个。

（2）年老体虚者、儿童：一次选用穴位不要超过五个。

（3）幼儿：一次选用穴位不要超过三个。

10. 灸量要求

以 10.5 cm×1.75 cm，净重 12 g 艾条为标准。成人用量不得超过两根，时间不宜超过 120 min；儿童用量不得超过一根，时间不宜超过 60 min；幼儿用量不宜超过半根，时间不宜超过 30 min。

五、悬灸的操作顺序和注意事项、禁忌证

1. 施灸的操作顺序

（1）先灸命门。

（2）先背后腹。

（3）先上后下。

（4）先阳后阴。

（5）先左后右。

2. 悬灸的注意事项及禁忌证

（1）悬灸的注意事项

1）顾客灸前和灸后要喝 300 mL 的温开水。

2）灸时避免出现红晕和灼热感。

3）灸后不能受风寒，尤其需注意颈部、腰部、脚部的保暖。

4）灸后 2 h 内不宜洗澡，不用冷水洗手，不宜光足。

5）施灸期间不吃或少吃寒凉食物，如西瓜、香蕉、螃蟹、冷饮、凉茶等。

6）在夏季施灸时，室内空调温度不宜太低，冷风不能直接对着身体吹。

7）常规情况下，每次悬灸时间尽量不要超过 120 min。

8）老人和儿童每次不能超过 60 min。

9）如配合按摩、指压、刮痧、拔罐等项目时，悬灸宜放在最后进行。

10）餐后，特别是过饱时暂缓灸。

11）晚上九点半后不宜灸。

12）注意健全熄灭艾火措施，建议使用双盖灭烟缸。

（2）悬灸禁忌证

1）月经期禁灸（尤其初学者）。

2）饥饿时禁灸。

3）脉压差小于 20 mmHg 禁灸。

4）烧伤、烫伤的创面禁灸。

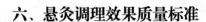

六、悬灸调理效果质量标准

1. 辨证标准

悬灸是一种中医外治调理方法，操作方法看似简单，但要能让技术发挥出良好的调理效果，必须遵循医理，以中医理论为指导对顾客进行辨证施灸。

（1）根据经络检测仪测得的经络能量指数，结合望诊、问诊，明辨虚实，制定调理方案。

（2）根据灸感辨证定灸量。灸感是艾条刺激穴位将艾送入经络达到一定灸量后促使体内邪气向外泻时的传导感，不同的邪气会产生不同的灸感，不同体质的人和不同水平的人操作都会呈现不同的灸感，并且能让灸者和被灸者都能同步感受到，让人感到气血在体内流动的玄妙感觉。

1）灸感辨证。要达到这种效果，需掌握几个要素：一是正确的手法，二是辨证准确，三是选穴要得当，四是要正确掌握灸量。

最佳灸感的产生因个人体质不同，每一个穴位需要灸多长时间才能出现灸感是因人而异的。因此，如规定在每个穴位上所灸时间来决定灸量，是不适宜和不科学的。根据被灸者所感到的灸感变化来判断所需灸量是比较客观的。因此，灸感辨证是每个悬灸师必须要掌握的重要内容。

灸感和辨证方面存在紧密的关联：

①温热感——气虚。

②凉感——寒气较深，外溢在表。

③冷风——邪气太盛，邪气外泻。

④胀痛感——湿邪较重。

⑤刺痛感——体内较淤。

⑥麻感——邪气分散在络层。

⑦酸——寒邪风邪在表。

⑧痒——邪气较浅较弱。

⑨两阴排气——体内浊气外排。

2）经络传感辨证。灸任、督两脉的穴位时所产生的传感可以到达有异常的器官或组织区域，这就是针灸学常说的"气至病所"。如灸命门或关元时，灸感传至哪条经络的循行路线，说明该经络所属络的脏器有异常。

灸左右两侧的同一个穴位时，呈现的不同灸感代表两条经络存在着不同的问题。呈现热感的经络为虚证，呈现其他灸感的为病邪较严重。

以上灸感，在经络能量值较正常的情况下，务必将灸感转至较温热时即可结束悬灸（气虚温热感除外）。经络能量值偏低时，灸量只要灸至温热感即可。

2. 操作质量标准

（1）科学、严谨的操作流程：首次悬灸前需做经络检测，给予正确辨证。辨证后依次操作：泡足→远红外光波浴→艾油疏经→悬灸。

（2）皮肤表面无红晕、无烫感、体内无灼热感。

（3）强调一对一人文服务，保持纯净气场。

（4）悬灸时每个穴位不能低于三寸高度施灸。

（5）悬灸时仅以一根艾条操作，以便掌握艾量，总量不能超过两根艾条，避免造成耗阳。

（6）每次调理选穴数量不超过六个。

（7）施灸时，悬灸师的手臂不可搭在顾客身上。

（8）每个穴位在施灸时一定要用艾油在所灸穴位上进行点摩，以促进悬灸效果。

（9）每灸一个穴位只能弹一次灰。

（10）强调辨证疗程化，疗程效果化。

3. 补泻标准

（1）补法——温补经络，灸至有温暖的传导感。

（2）平补平泻——先温补，灸至经络有温暖的传导感。后有祛除邪气传感，如凉感、酸感、胀感、刺痛感等。待以上感觉消除后再出现温暖感止。

（3）泻法——悬灸时体表体内均不可有热感，但需灸至有热邪外排的传导感，即有细丝样酥麻感。

4. 制定疗程标准

按调理方案定疗程。一疗程为十五次，一般前五次需天天灸。以后根据身体状况三至五天或一周悬灸调理一次。一疗程时限为两个半月，应解决一个病症（如失眠、莫名头痛、关节痛、顽固痛经、脾胃功能弱等）。体质调理往往需要两至三个疗程（如虚寒体质、抑郁体质等）。慢性病症调理则需要一至三年。

5. 评判调理效果标准

（1）顾客自述：症状缓解和消除，不再复发。

（2）顾客体征观察：眼神、肤色、舌苔、体型、精神状态等改变。

（3）经络检测报告：各经络能量和五大状态指数的变化。

（4）慢性病症的调理：可对照调理前后医院提供的体检或病理报告的变化。

七、悬灸调理的后期工作

1. 悬灸结束后必须补充适量水分

悬灸后无论有无口干，都要喝一杯300 mL左右的温开水或温茶，也可根据不同节气

喝一碗节气养生粥，以起到调补润津的作用。如在悬灸过程中发生了明显排湿或有大量黏性液体排出时，更要及时补充水分。

2. 需特别叮嘱顾客的事项

要加强保暖。因灸后肌肤腠理都处于较为开泄之时，风、寒之邪更易侵入。如遇大雨之天，最好避雨而行。

3. 及时书写健康档案和调理记录

按表6—1详细填写各个栏目。前五次调理情况要天天做详细记录，因为在这五天里顾客天天会有不同的变化。

表 6—1　　　　　　　　　　　　　**悬灸健康记录卡**　　　　　　　　　　**NO：**

姓名		性别		年龄		国籍		日期	
顾客主诉									
望诊	神态			气色			舌苔		

悬灸调理（常用腧穴）

腧穴	表面发烫	表面扩散	有传导感	有酸胀感	有刺痛感
命门					
肾俞					
中脘					
神阙					

顾客签名		身份证号码（出生年月）	
联系电话		联系地址	
邮政编码		首次记录人	

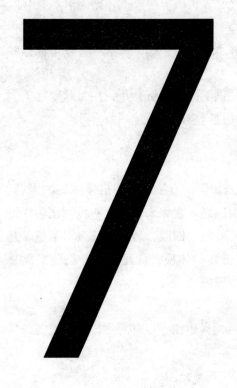

第 7 章

悬灸调理躯体亚健康方案

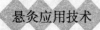

引导语

现代人的工作和生活节奏快、压力大，易出现身心失衡、阴阳失衡，机体虽无明确的疾病，却呈现出脏腑活动降低、生理功能减退的状态。这是介于健康与疾病之间的游离状态，又称第三状态或灰色状态，现代医学称之为亚健康状态。出现亚健康状态时，应及时调理以恢复正常，防止疾病发生。

本章对几十种亚健康状态和不同类型的病象体质做了详细分析，并一一为此制定了个性化的调理方案，使初学者可以尽快掌握调理要点并进行实践。

一、四大脾胃问题的调理方案

中医认为：脾胃为人的后天之本，脾与胃的功能如何，直接影响到机体体质的强弱、寿命的长短、肤色的亮丽、身材的健美等一系列健康问题。食物入胃，经初步消化后，经脾的运化传输，化生为精、气、血、津液以供脏腑、经络、四肢，乃至全身组织细胞以充分营养。胃的通降、脾的运化一旦失和，必定影响机体的体质，从而导致各脏腑机能衰退。因此，保持脾胃功能正常是机体得以健康的主要保障。

1. 脾胃虚寒型

常见症状：四肢怕冷，关节酸痛，面色微黄发白，喜热饮，多有溏便，体型瘦弱，胃纳一般，舌苔薄白。

调理方案：脾胃双补。

悬灸选穴：命门，大肠俞，胃经能量低选胃俞、脾经能量低选脾俞，神阙，冲阳，太白。

灸量掌握：以上穴位要求灸至腰部、中脘、下腹、膝关节、足底有暖意即可。

疗程掌握：一疗程为十五次。前五次每天灸一次，手法以补为主，后十次平补平泻，可五至七天一次。

2. 湿困脾胃型

常见症状：四肢沉重无力，面色雍浊，两眼分泌物较多，体型较胖，多有黏便，有拉不干净之感，不思饮食，舌苔白腻。

调理方案：补调胃脾。

悬灸选穴：命门，大肠俞，神阙，阴陵泉，冲阳，隐白。

灸量掌握：以上穴位灸至有暖意灸感，隐白穴灸至有排寒、排湿灸感。

疗程掌握：一疗程十五次。前五次每天灸一次，以平补平泻为主。后十次五至七天灸一次。

3. 脾肾两虚型

常见症状：周身怕冷，腰酸无力，气色苍白，女性经血淡红量多，小便清长，体型虚胖，胃纳一般，舌苔薄白。

调理方案：补肾养脾。

悬灸选穴：命门，腰阳关，关元，三阴交，太白，太溪。

灸量掌握：前五次要求灸至腰部和下肢有暖意感，后十次灸量可逐步加大，要求灸感传导至体内深处，促进排寒排湿。

疗程掌握：一疗程十五次。前五次每天灸一次，后十次可五至七天灸一次。

4. 肝郁伤脾型

常见症状：腹胀嗳气，胃纳差，气色晦暗，女性经血暗紫，量少，有血块，时有腹痛，小便浑黄，舌苔黄腻或暗紫。

调理方案：补脾疏肝。

悬灸选穴：命门，长强，关元，三阴交，太白，大敦。

灸量掌握：前三次灸量宜小，以后灸量逐渐增大，大敦穴需灸至有浊气外排。

疗程掌握：一疗程十五次。前三次每天灸一次，后十二次可五天至七天灸一次。每次施灸间隔不宜太密，也不宜超过十天灸一次。

二、两大肠道（大肠、小肠）问题的调理方案

肠道是食物消化、吸收和排泄的重要场所。小肠的主要生理功能：一是接受经胃初步消化的食物，进一步进行消化吸收，将水谷化为精微，再给脾运化输送至全身；二是把食物残渣下送至大肠；三是心与小肠相表里，可接纳于心火而聚心神。大肠的主要生理功能是将小肠分清泌浊后的食物残渣，进一步吸收水分等，然后燥化成粪便，排出体外。如肠功能发生紊乱，则会出现腹痛、腹胀、腹泻、便秘等症，影响全身营养的吸收和糟粕的排泄。糟粕如不能及时排泄，其可产生毒素影响健康和容貌。

1. 小肠问题的调理

常见症状：经常性腹泻，吸收障碍，营养状况差、脸色苍白、消瘦，常伴心慌、气虚、无力等症。

调理方案：第一疗程助阳补气（以补心气为主）。

悬灸选穴：命门，小肠俞，膻中，腕骨，关元，冲阳。

灸量掌握：灸至全身感到温暖，尤其小腹要暖。

疗程掌握：一疗程为十五次。前五次每天灸一次，待心慌症状消除后可将膻中改成涌泉，以后每三至五天灸一次。

调理方案：第二疗程肠道调理（以调小肠为主）。

悬灸选穴：命门，小肠俞，劳宫，养老，关元，冲阳。

灸量掌握：以上穴位要求灸至腰部、腹部有温暖感，指、趾间有凉意出现后灸至温暖止。

疗程掌握：一疗程十五次。前五次可二至五天灸一次，后十次可五至七天灸一次。

2. 大肠问题的调理方案

常见症状：便秘、腹泻，或便秘与腹泻交替出现，常伴有皮肤斑点和痘痘。

调理方案：肠道调理（以调大肠为主）。

悬灸选穴：命门，大肠俞，大肠经能量低选合谷、肺经能量低选太渊，神阙，冲阳，隐白。

灸量掌握：以上穴位要求灸至有肠蠕动效果为最佳。如在悬灸过程中出现腹胀的现象，需灸至排气为止。

疗程掌握：一疗程十五次。前五次可每天灸一次。如经络检测出现有头重脚轻现象，建议前五次可按两种方法灸：1）前三次天天灸，后两次隔天灸；2）隔天灸一次。后十次可一周灸一次。

三、改善乳头发黑的调理方案

常见症状：乳头发黑，色暗，乳头表面毛糙，无弹性，敏感度下降，常伴痛经，性冷淡。

调理方案：行气活血。

悬灸选穴：命门，长强，乳中，头轻脚重选乳根、头重脚轻选厉兑，太冲。

灸量掌握：乳中、乳根穴不宜灸得太热。其他穴位可灸至有灸感。尤其是太冲穴需灸至有排气感，使乳头挺拔、滋润。

疗程掌握：一疗程十五次。前三至五次每天灸一次，后十二次至十次可三至五天灸一次。月经期不宜进行调理，可经行净后继续调理。

注意事项：

1. 经络检测呈头重脚轻状态时，乳房上穴位只能选一个。

2. 待头重脚轻状况改变时，乳房上可选用两个穴位。

3. 月经期禁灸，排卵前后可加强灸。

四、乳房松弛、下垂的调理方案

常见症状：乳房质地无弹性，不饱满，乳晕增大，乳头色显晦涩，不挺拔，无光泽。

调理方案：补脾养肝。

悬灸选穴：命门，脾俞，乳中，食窦，关元，太冲。

灸量掌握：灸至乳房皮肤细皱舒张，乳晕缩小，乳房质地饱满。

疗程掌握：一疗程十五次。前五次每天灸一次。后十次可三至五天灸一次。

注意事项：

1. 经络检测呈头重脚轻状态时，乳房上穴位只能选一个。

2. 待头重脚轻状况改善时，乳房上可选用两个穴位。

3. 月经期禁灸，排卵期前后可加强灸。

4. 在调理时如出现胃部有强烈反应的情况，建议先调理脾胃功能。一疗程后再做乳房松弛下垂的调理，或一周调理两次，一次做脾胃调理，一次做乳房松弛、下垂调理。

五、小乳症的调理方案

常见症状：乳房先天发育不良，质地扁平。后天脾胃不和，乳房组织松软，无法隆起。

1. 调理方案1：健脾和胃

悬灸选穴：命门，胃经能量低选胃俞、脾经能量低选脾俞，乳中，乳头下半部乳腺发育不良选乳根、乳头上半部乳腺发育不良选膺窗，关元、太白。

灸量掌握：灸至乳房饱满，胃脘部有暖意和舒适感。

疗程掌握：一疗程十五次。前五次每天灸一次，后十次每五天灸一次。

注意事项：避开月经期，排卵期可加强灸。

2. 调理方案2：补心调肾

悬灸选穴：命门，膻中，天池，乳中，关元，太溪。

灸量掌握：前五次灸至胸部和脚部有暖意，后十次需灸至乳房有隆起。

疗程掌握：一疗程十五次。前五次每天灸一次，后十次可每五至七天灸一次。

注意事项：前五次灸后测经络，如头轻脚重状态已改变，可将膻中穴改为腰阳关。

3. 调理方案3：养肝健脾

悬灸选穴：命门，肾俞，乳中，食窦，关元，太冲。

灸量掌握：灸至乳房温暖并隆起，脚底有暖意。

疗程掌握：一疗程十五次。前五次每天灸一次，后十次可每三至五天灸一次。

注意事项：避开月经期，在排卵期可加强，连续灸。

六、软化乳房小叶增生的调理方案

常见症状：乳房肿块大小不等，形态不一，边界不清，质地不硬，活动度好。

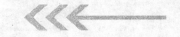

调理方案：化瘀散结。

悬灸选穴：命门，长强，阿是穴，中极或曲骨，厉兑，大敦。

灸量掌握：灸至肿块变软，逐渐变小。调理时大脚趾如出现刺痛感，需灸至消失止。

疗程掌握：一疗程十五次。前三次每天灸一次，但不要灸阿是穴，待头重脚轻状态消失再灸阿是穴。

注意事项：避开月经期。

七、脸部祛斑、祛皱调理方案

1. 祛斑

常见症状：面部两颊常见有暗沉斑，或有黄褐斑，或有污浊斑，并常伴有肩周疼痛，或大便不成形、排不净等症状。

调理方案1：补肾养肝。（两颊有暗沉斑者）

悬灸选穴：命门，腰阳关，长强，关元，太冲，大敦。

灸量掌握：灸至脚底有冷气外排，脸颊暗沉现象可见有散淡。

疗程掌握：一疗程十五次。前三次每天灸一次，后十二次可三至五天灸一次。

调理方案2：调理胆肝。（两颊有黄褐斑者）

悬灸选穴：命门，长强，肩井，关元，丘墟或大敦。

灸量掌握：一疗程十五次。前五次天天灸，后十次一周灸一次。

疗程掌握：灸至肩部温暖、放松，脚背、脚底有暖意，脸部斑点淡化。

调理方案3：健脾降浊。（两颊有污浊斑者）

悬灸选穴：命门、长强、关元、三阴交，冲阳，隐白。

灸量掌握：灸至有阴湿外排，脸部斑点化开。

疗程掌握：一疗程十五次。前五次每天灸一次，后十次五到七天灸一次。

2. 祛皱

常见症状：皮肤松弛、干燥、皱纹明显。

调理方案：补肾养胃健脾。

悬灸选穴：命门，扶突，养老，神阙，足三里，三阴交。

灸量掌握：灸至全身温暖，面部红润，皱纹舒展。

疗程掌握：一疗程十五次。前五次每天灸一次，后十次五天至一周灸一次。

八、产后虚弱调理方案

常见症状：体质虚弱，腰酸背痛，乏力畏寒，胃纳差，睡眠欠佳。

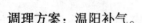

调理方案：温阳补气。

悬灸选穴：命门，肾俞，太渊，关元，冲阳，涌泉。

灸量掌握：灸量宜小，以补为主，循序渐进，补益元气。

疗程掌握：一疗程十五次。前三次每天灸一次，后十二次每三天灸一次。一疗程可以很好地帮助产妇恢复元气。

注意事项：产后60天以内的产妇，最好能上门服务，以避免产妇外出受寒。

九、四大颈部问题的调理方案

1. 风寒湿阻型

常见症状：颈部僵硬疼痛，活动不利，伴有上肢酸痛麻木及头痛，恶寒畏风。舌淡红，舌苔薄白。

调理方案：颈部调理，祛寒化瘀。

悬灸选穴：命门，大椎，肩中俞，天突，关元，束骨。

灸量掌握：如为头重脚轻，灸大椎、天突穴时，不可灸得太热，但要灸至有冷风、冷汗外排；如为头轻脚重，将颈部灸至温暖即可。

疗程掌握：一疗程十五次。前五次每天灸一次，后十次可每五至七天灸一次。

2. 气血亏虚型

常见症状：颈肩酸痛，头晕目眩，面色苍白，心悸气短，肢体麻木，倦怠乏力，舌淡。

调理方案1：第一疗程助阳补气。

悬灸选穴：命门，腰阳关，大椎，膻中，关元，涌泉。

灸量掌握：各穴位灸至有暖意感即可。

疗程掌握：一疗程十五次。前五次每天灸一次，后十次一周灸一次。

调理方案2：第二疗程经络能量指数如已上升至正常，可重点加强颈部调理。

悬灸穴位：命门，阿是穴（在颈椎处取穴），大椎，关元，京骨。

疗程掌握：在第一疗程基础上进行，只需每周调理一次。十五次加强巩固效果。

3. 痰湿阻络型

常见症状：头重如裹，头晕目眩，颈肩臂痛如锥刺，四肢麻木不仁，纳呆。舌暗红，苔黄腻。

调理方案1：第一疗程颈部调理（以理气为主）。

悬灸选穴：命门，腰阳关，百会，大椎，关元，涌泉。

灸量掌握：以理、泻为主。每个穴位不可灸得太热。但体内灸感要明显，每次出现灸

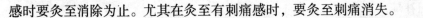

感时要灸至消除为止。尤其在灸至有刺痛感时，要灸至刺痛消失。

疗程掌握：一疗程十五次。前三次每天灸一次，然后隔天灸一次，后十次每五天灸一次。

调理方案2：第二疗程补气化湿。

悬灸选穴：命门，肾俞，大椎，关元，阴陵泉，太白。

灸量掌握：平补平泻。

疗程掌握：在第一疗程的基础上，可每周调理一次。

4. 肝肾不足型

常见症状：眩晕头痛，耳鸣耳聋，失眠多梦，颈臂隐痛，肢体麻木，面红耳赤，舌红少津。

调理方案1：第一疗程以调失眠为主。

悬灸选穴：命门，腰阳关，大椎，中冲，关元，涌泉。

灸量掌握：灸量以浅补为宜、入眠为主。

疗程掌握：一疗程十五次。前五次每天灸一次，后十次可三天灸一次。

调理方案2：第二疗程以补益肝肾为主。

悬灸选穴：命门，长强，阿是穴（在颈椎处取穴），关元，太溪，太冲。

灸量掌握：肝肾以补为主、颈部以泻为主。

疗程掌握：在第一疗程基础上，可每周灸一次。如症状复发，可加强灸，两天一次或三至五天一次。

十、四大肩部问题的调理方案

1. 风寒侵袭型

常见症状：多为肩周炎早期，肩部疼痛较轻，病程较短，疼痛局限于肩部，多为钝痛或隐痛，或有麻木感，不影响上肢活动。局部发凉，得暖或抚摩则痛减。舌苔白。

调理方案：祛除风寒。

悬灸选穴：命门，小肠俞，肩井，天宗，关元，至阴。

灸量掌握：灸量中等，平补平泻，将肩部灸至温暖，后有冷风外排，再灸至出现暖意。

疗程掌握：一疗程十五次。前五次每天灸一次。后十次可五至七天灸一次。一疗程可明显缓解疼痛。如病程时间达一年以上的，可调理两至三个疗程以巩固调理效果。

2. 寒湿凝滞型

常见症状：肩部及周围筋肉疼痛剧烈或向远端放射，昼轻夜甚，病程较长。因痛而不能举肩，肩部感寒冷、麻木、沉重、畏寒，得暖稍减。舌淡胖，苔白腻。

调理方案：祛寒化湿。

悬灸选穴：命门，腰阳关，肩外俞，肩井，关元，至阴。

灸量掌握：灸量宜大，以排寒排湿为主。

疗程掌握：一疗程十五次。前五次每天灸一次。后十次五天灸一次。一疗程可以缓解症状。要巩固效果需做两至三个疗程。

3. 瘀血阻络型

常见症状：外伤后或久病肩痛，痛有定处。局部疼痛剧烈，呈针刺样，拒按，肩活动受限或局部肿胀。皮色紫暗，舌质紫暗。

调理方案：行气通络。

悬灸选穴：命门，肺俞，阿是穴，肩井，关元，至阴。

灸量掌握：痛处必须加强灸，灸量达到有黏液、寒风排出。如经络能量值偏低，需先以补气为主，需做三个疗程。

疗程掌握：第一疗程需在短时间内完成。前十天每天灸一次，后五次每两天灸一次；第二疗程可五天做一次；第三疗程每周做一次以加强巩固。

4. 气血亏虚

常见症状：肩部酸痛麻木、肢体软弱无力、肌肤不泽、神疲乏力；或局部肌肉挛缩，肩峰突起。舌质淡，脉细弱无力。

调理方案：补益气血。

悬灸选穴：命门，大椎，肩中俞，缺盆，血海，关元。

灸量掌握：灸量中等，以平补平泻为主，将肩部灸热至有冷风外排。

疗程掌握：第一疗程以补气为主，前五次每天灸一次，后十次每五天灸一次；第二疗程以调肩部为主，在大椎、肩中俞、缺盆等穴位上要加强灸。

十一、五大腰部问题的调理方案

1. 寒湿型

常见症状：腰部冷痛，可逐渐加重，静卧病痛不减，寒冷和阴雨天则加重。舌质淡，苔白腻。

调理方案：温补肾阳。

悬灸选穴：命门，腰阳关，长强，神阙，关元，太溪。

灸量掌握：灸量宜大，灸至腰部温热并有寒气从脚底排出。灸量不能超过两根艾条。

疗程掌握：一疗程十五次，前五次天天灸。如已静卧病痛仍不减轻者，可连续灸十天，后五次隔天灸。需连做两至三个疗程。第二疗程起，可五至七天灸一次。

2. 湿热型

常见症状：腰部疼痛，暑湿阴雨天气症状加重，活动后或可减轻，身体困重，小便短赤，苔黄腻。

调理方案：补肾健脾。

悬灸选穴：命门，腰阳关，长强，神阙，隐白，至阴。

灸量掌握：灸量宜大，但以泻为主。将腰部灸至有湿外排并有刺痛感。但切忌将体内灸得燥热，每次用材不能超过两根艾条

疗程掌握：一疗程十五次。前三次每天灸一次，后十二次每隔两天灸一次。一疗程可明显改善症状。两至三个疗程可巩固效果。

3. 瘀血型

常见症状：腰部疼痛如刺，痛有定处。痛处拒按，日轻夜重，轻者仰卧不便，重者不能转侧。部分病人有跌扑闪挫病史。舌质暗紫，或有瘀斑。

调理方案：行气化瘀。

悬灸选穴：命门，阿是穴（痛点明显处），腰阳关，太渊，关元，太冲。

灸量掌握：灸量宜大，以泻为主，灸至有刺痛感及黏液外排。

疗程掌握：一疗程十五次，前五次每天灸一次，后十次隔两天灸一次。第一疗程可缓解，灸两至三个疗程可巩固调理效果。

4. 肾阴虚型

常见症状：腰部隐隐作痛，腰软无力，缠绵不愈，心烦少寐，口燥咽干，面色潮红，手足心热。舌红少苔。

调理方案：补肾调肝。

悬灸选穴：命门，腰阳关，长强，神阙，三阴交、大敦。

灸量掌握：灸量宜小，避免体内有燥热感，但脚底有丝丝麻麻的感觉。艾条不要超过一根。

疗程掌握：一疗程十五次。前五次每天灸一次，如感到有燥热，可隔天灸一次。后十次可五至七天灸一次。一疗程可改善症状，如要巩固调理效果，需要调理两至三个疗程。

5. 肾阳虚型

常见症状：腰部隐隐作痛，腰软无力，畏寒，四肢冰凉，足跟疼痛，经期伴有腹痛，易起夜，小便清长。

调理方案：补肾壮阳。

悬灸选穴：命门，肾俞，腰阳关，长强，关元，束骨。

灸量掌握：灸量宜大，灸至腰部温暖，并有大量寒气外排，但需循序渐进，一次不能排得太多，以免耗阳。一次悬灸艾条不能超过两根。

疗程掌握：一疗程十五次。前五次每天灸一次，后十次两至三天灸一次。一疗程可明显改善症状。如要巩固调理效果，需要调理两至三个疗程。

十二、四大膝部问题调理方案

1. 寒湿浸润型

常见症状：以寒痛为主。

调理方案：扶正祛寒。扶正以补脾胃之气为主；祛寒以祛脾胃之寒为主。

悬灸选穴：命门，腰阳关，关元，水道或血海，阿是穴（寒点最重的地方），鹤顶。

灸量掌握：灸至膝盖有温暖感，并有寒气从膝盖处和脚趾尖外排。

疗程掌握：一疗程十五次。前五次每天灸一次，后十次可二至三天灸一次。第一疗程将症状缓解后，需加强第二疗程调理，以巩固调理效果。

2. 气滞血瘀型

常见症状：关节活动受限，行动不利，以肿痛为主。

调理方案：补气化瘀。补气以补肾气为主；化瘀以消除痛点为主。

悬灸选穴：命门，腰阳关，关元，血海，鹤顶，厉兑。

灸量掌握：灸到膝盖发热，并伴有阴湿黏液外排，甚至有刺痛感，脚底温暖。

疗程掌握：一疗程十五次。前十次每天灸一次，后五次两至三天灸一次。一疗程后症状会有所缓解，但还需做两至三个疗程，以巩固调理效果。

3. 气虚骨疏型

常见症状：关节活动受限，行动不利，有明显压痛点。

调理方案：补益肝肾。

悬灸选穴：命门，肾俞，关元，太溪，太冲，阿是穴（以痛点循经选穴）。

灸量掌握：灸至膝部发热，疼痛舒缓，局部有胀痛感，脚底有温热感。

疗程掌握：一疗程十五次。前五次可每天灸一次，后十次每两至三天灸一次。

4. 外伤型（有外伤史）

常见症状：明确有外伤史，疼痛往往在天气转化时发作，部位固定。

调理方案：针对损伤组织予以调理。伤筋以调肝为主；伤肌肉以调脾为主；伤骨以调肾为主。

悬灸选穴：命门，伤筋选肝俞、伤肌肉选脾俞、伤骨选肾俞，委中，鹤顶，内外膝眼，血海。

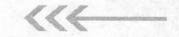

灸量掌握：灸至膝部发热，并有寒湿外排。

疗程掌握：一疗程十五次。前五次每天灸一次，后十次可三至五天灸一次。需灸两至三个疗程。

十三、保持健美形体的调理方案

1. 脂肪过剩型

常见症状：气虚无力、全身性肥胖，腹围、腰围超标，肠道、肝胆功能偏弱或紊乱，常伴有便秘。

调理方案：1. 补肾调脾；2. 补肾调胆。

悬灸选穴：命门，调脾选脾俞、调胆选胆俞、小肠经经络能量指数低选小肠俞，合谷，神阙，太白，丘墟。

灸量掌握：平补平泻，尤其前五次以补气为主，将身体灸至温暖即可。后十次尽量将穴位灸至有油腻性黏液外排，尤其是要改善便秘。每次灸合谷要灸至有肠蠕动的感觉。

疗程掌握：一疗程十五次。前五次每天灸一次，后十次需每两天灸一次。需调理两至三个疗程，应遵循循序渐进的原理，通过补气以达气化作用将脂肪分解，以彻底排出体外。

2. 内分泌紊乱型

常见症状：背部、上身偏胖，气虚无力，常伴月经不调、甲状腺疾病等内分泌紊乱症候群。

调理方案：补气、健脾、通三焦。

悬灸选穴：命门，三焦俞，阳池，关元，三阴交，太白。

灸量掌握：前五次将身体灸得有温暖感，后十次根据具体情况逐步将气机理顺，灸至有排气感。

疗程掌握：一疗程十五次。前五次可每天灸一次，后十次可每两至三天灸一次，需调理两至三个疗程。每个疗程进行前均检测经络能量指数，并根据其变化及时调整调理方案。

3. 水肿型

常见症状：手脚胀而无力，水湿停运、不思饮食，懒于运动，体重超重。

调理方案：补肾健脾。

悬灸选穴：命门，脾经能量低选脾俞、肾经能量低选肾俞、肺经能量低选肺俞、小肠经能量低选小肠俞，神阙，水道，三阴交，太溪。

灸量掌握：灸量中等、平补平泻。当灸出冷湿状黏液时，需灸至皮肤有温热感。

疗程掌握：一疗程十五次，需做两个疗程。第一疗程要以补气为主。第二疗程要以

肺、脾、小肠为主。

十四、两大类型感冒的调理方案

1. 风寒型

常见症状：畏寒，流清涕，鼻塞，头痛，咽喉不适，咳嗽，痰白，舌苔薄白。

调理方案：解表祛寒。

悬灸选穴：命门，大椎，太渊，冲阳，涌泉。

灸量掌握：以补为主，灸至躯体有暖意，脚底有冷风外排。

疗程掌握：如为急性发作，连续灸三至五天，每天一次，症状消除即可。如经常发作可作预防调理。一疗程十五次，前五次每天灸一次，后十次每五到七天灸一次，以增强体质。

2. 风热型

常见症状：身热，咽喉痛，头痛发烧，四肢无力，咳浓痰。

调理方案：清肺祛热。

悬灸选穴：命门，少商，关元，厉兑，隐白。

灸量掌握：以泻为主，灸至头部、咽喉部舒适为佳，有邪气外排的丝麻感，但体内不能有热。

疗程掌握：此型多为急性发作，每次发作时可灸三至五次，每天一次，症状消失即可。

十五、三大失眠问题的调理方案

1. 心肾不交型

常见症状：夜间亢奋、难以入眠、极易做梦，白天无精打采、腰酸乏力、头晕、易发怒、记忆力差、思想不集中，舌苔少津，舌尖潮红。

调理方案：补肾调心。

悬灸选穴：命门，腰阳关，长强，中冲，关元，涌泉。

灸量掌握：在第一疗程内以调理为主，不宜灸量太大，而且绝不能灸至体内有燥热感，开始可先连续灸三次，以后三到五天灸一次，灸量务必逐步加大。在第二疗程内当呈头轻脚重状态时，可略加大灸量，以补为主。

疗程掌握：第一疗程可改善睡眠状况，但会有多次反复，要巩固调理效果需做两至三个疗程。

2. 脾胃不和型

常见症状：失眠多梦，多思，胃纳差，腹胀，气色无华，口味淡清。舌苔偏白，有裂纹。

调理方案：调和脾胃。

悬灸选穴：命门，劳宫，关元，冲阳，隐白，涌泉。

灸量掌握：以补为主，灸至躯体有暖意，灸命门时即能入睡，效果为佳。

疗程掌握：第一疗程前五次每天灸一次，后十次可三至五天灸一次。第一疗程即能改善睡眠状况。要巩固调理效果，需要做两至三个疗程，后两个疗程可以特别加强脾胃功能的调理，以促进体质的改变。

3. 气血两虚型

常见症状：失眠多梦，多思、懒言少气，无力少动，头晕头胀，口味淡清。舌苔偏白。

调理方案：助阳补气（以补肺、脾、肾为主）。

悬灸选穴：命门，腰阳关，太渊，关元，太白，涌泉。

灸量掌握：以补为主，灸量宜小，灸至躯体温暖即可。如有泻邪气的状况，切记要注意及时调整收灸。尤其在第一疗程不能快速泻邪，以免耗阳过大和邪气乱窜。

疗程掌握：第一疗程十五次。前五次每天灸一次，后十次两至三天灸一次，循序渐进，逐步加大灸量。在第一疗程内可以改善睡眠状况，但会有反复，需不断加强巩固。在以后的调理过程中，需根据经络能量值的改变而纠正调理方案。

十六、预防脱发的调理方案

中医认为，肾主骨、其华在发。正常人的头发应乌黑有光泽。随着年龄的增长，肾气逐渐衰弱，出现白发和掉发，以致发黄渐衰均为正常现象。但现代人经常熬夜，肾气早衰，头部皮肤湿疹易造成严重脱发和过早产生白发。为预防以上两种现象的发生，可以用悬灸方法进行预防。

常见症状：每天脱发超过70根，尤以洗头时脱落明显；或在一个突发事件发生后，一夜之间出现局部大块头发掉落（速成斑秃）。有的脱发会发生在季节交替之时，尤其在秋季易发生大量脱发现象。

调理方案：补益肺肾。

悬灸选穴：命门，百会，头维（延缓白发时适用），太渊，三阴交，涌泉。

灸量掌握：在灸百会、头维时，注意不能把头部灸得过热，但要有透而不热的效果。如调理的过程中发生有头胀的感觉，务必要把涌泉灸透，将气感往下引，直至头胀感消失。

疗程掌握：一疗程十五次。前五次可每天灸一次，后十次每五至七天灸一次。如要起到预防脱发的作用，需做长期调理。该方案也可用于延缓白发的产生。

十七、月经不调的调理方案

1. 经量时多时少

常见症状：经期时前时后，经量时多时少，色泽时红时淡，舌苔时绛时白，体形偏胖。

调理方案：补肝调脾。

悬灸选穴：命门，长强，中极，血海，三阴交，太冲。

灸量掌握：先补为主，要将腰部和少腹灸至温暖，待经络能量指数有所上升后以调为主。

疗程掌握：一疗程十五次。前五次每天灸一次，后十次每三至五天灸一次，需一至两个疗程。

注意事项：经量大时务必避开经期。如经量偏少者，在经期第一天和最后一天可灸。

2. 经量偏少

常见症状：经期量少，经期正常或延后，血色暗、伴紫血块，来潮时腰部沉重、酸胀、易生气，脸颊有暗沉雀斑，少腹痛。

调理方案：补肾养肝。

悬灸选穴：命门，腰阳关，长强，关元，急脉，肝经能量低时选太冲、肝经能量高时大敦。

灸量掌握：先以补气、理气为主，尤其是在灸急脉和太冲时，如顾客告知有气在体内不断回旋打转，务必灸至气机平畅，有排气出现更佳。待气机理顺畅了，要以补气为主，每次都要将腰部和少腹灸至温热。每次温热感要能保持一天不消失。

疗程掌握：一疗程十五次。前五次每天灸一次，后十次每三至五天灸一次。每次间隔时间不宜超过七天。

注意事项：月经期可灸，但灸前应该向顾客告知，取得理解和配合。在顾客不理解的情况下，千万不要灸。

十八、痛经问题的调理方案

1. 原发性

常见症状：从小体质虚弱，多为寒性体质。月经来潮时少腹剧痛难忍，影响生活和工作。经血色紫、有瘀块，经行不畅。

调理方案：温肾祛寒。

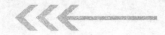

悬灸选穴：命门，腰阳关，长强，中极，曲骨，三阴交。

灸量掌握：以补为主，需将腰部和少腹灸至发热，并能在脚底有寒气外泄。

疗程掌握：一疗程十五次。前五次每天灸一次，后十次可三至五天灸一次。

注意事项：在月经来潮前就开始调理，在经期来潮的前两天应加强灸。来潮时如发生剧痛，可重点灸一下神阙和中极，以缓疼痛，促使经血下行。

2. 继发性

常见原因：由生殖器官疾病引起，如盆腔炎、子宫内膜异位、子宫肌瘤、宫颈狭窄等。

常见症状：月经来潮时伴有腰酸、腹痛、精神欠佳，甚至影响工作和生活。

调理方案：活血化瘀。

悬灸选穴：命门，长强，神阙，中极，血海，三阴交。

灸量掌握：每个穴位灸至体内有温热感或有刺痛感。

疗程掌握：一疗程十五次。前五次每天灸一次，后十次两至三天灸一次。一疗程可缓解痛经。连续三个月痛经症状均缓和后，应针对生殖器官的病因做相应调理，故常常需要三至四个疗程的调理。

十九、前列腺问题调理方案

常见症状：腰部酸痛、无力，少腹不舒，排尿不畅，易起夜两至三次，伴性功能下降。

调理方案：补肾调肝。

悬灸选穴：命门，膀胱俞，长强，中极，三阴交，京骨。

灸量掌握：灸至腰部温暖，少腹有凉意、脚底有寒气外溢。

疗程掌握：一疗程十五次。前五次天天灸，后十次每三天灸一次。第一疗程可缓解腰酸、排尿不畅、起夜症状。要巩固效果需调理两至三个疗程。

二十、男性不育调理方案

1. 肝虚肾亏型

常见症状：肝肾阴阳两虚，水热互结，精血内阻而致腰膝酸软、眩晕、耳鸣，精液检查精子数减少或死精增高，精液不液化，脉细缓。

调理方案：补肾养肝。

悬灸选穴：命门，肾经能量低时选肾俞、肝经能量低时选肝俞，关元，曲骨，三阴交，涌泉。

灸量掌握：灸至腰部、少腹有暖意感。灸三阴交时应灸至脚底有温暖或寒气外泄及刺痛。

疗程掌握：一疗程十五次。前五次每天灸一次，后十次可三至七天灸一次。需调理两至三个疗程。

注意事项：调理期间应避免熬夜、抽烟、喝酒，避免过度疲劳和过度泡澡。

2. 肝郁气滞型

常见症状：肝气不舒，郁阻不通，心烦、胸闷、乏力、头晕、易生气，常见男科精索静脉曲张。

调理方案：疏肝理气。

悬灸选穴：命门，长强，中极，急脉，丘墟，大敦（如窜气较甚将大敦改为厉兑）。

灸量掌握：灸量宜小，以理气为主。调理过程中如出现胃脘胀气、少腹胀痛、肠鸣音增加时要灸到有排气时止，但务必避免体内有燥热感。

疗程掌握：一疗程十五次。前三次每天灸一次，然后隔一天灸一次，灸了三次后再改为五至七天灸一次。需灸两至三个疗程。第一疗程完成后，需再做经络检测，根据检测数值判读辨证后，再根据具体情况修改调理方案。

3. 肝肾阴虚型

常见症状：尿频、尿急、腰困乏力、小腹有下坠感、头晕心烦，常见生殖系统感染，如附睾炎。

调理方案：补肾养肝。

悬灸选穴：命门，肾俞，关元，曲骨，三阴交，太溪。

灸量掌握：灸量宜小，避免灸得体内发热、发燥，但脚和大足趾要有明显灸感，如胀、麻、刺痛感。

疗程掌握：一疗程十五次。如顾客睡眠无影响，可连灸五次，如发生失眠状态，灸三次后，两至三天灸一次。后十次五到七天灸一次。一疗程可以改善腰困乏力、小腹下坠、头晕心烦等症状。第二疗程要加强生殖系统调理，根据经络检测数值再略调整调理方案。

注意事项：应避免灸量太大，以致体内燥热，影响睡眠质量。在生殖器官症状未得到很好控制的情况下，尽量避免性生活。

二十一、女性不孕调理方案

1. 气滞冷凝型

常见症状：肝肾阳虚，气滞冷凝，经来腹痛，量少有块，烦躁易怒，精神抑郁，手足寒凉，婚后多年不孕。

调理方案：补肾养肝。

悬灸选穴：命门，腰阳关，长强，关元，曲骨，冲阳。

灸量掌握：灸至腰部、少腹有温暖感，脚底有大量寒气外溢，脚趾尖甚至有明显的刺痛感。

疗程掌握：一疗程十五次。前五次每天灸一次，后十次可每两至三天灸一次。

注意事项：注意在排卵期加强灸。

2. 气滞血瘀型

常见症状：经期先后无定期，经来腹痛，量少有块，腰酸，乏力，易怒，两颊有暗沉黑斑，经期乳房易胀痛。

调理方案：理气化瘀。

悬灸选穴：命门，腰阳关，长强，中极，急脉，大敦（如窜气状况较甚可将大敦改为厉兑）。

灸量掌握：灸量不宜过大，在悬灸调理过程中如发现腹内胀气，务必灸至排气畅通。如发生睡眠质量问题，可加大灸量。如有明显乏力感，可暂停两天。

疗程掌握：一疗程十五次。前五次需每天灸一次，以后三至五天灸一次。一疗程可改善痛经和促进经络畅通。为巩固调理效果需加强调理两至三个疗程。

3. 肾虚受胎不实型

常见症状：滑胎，肾虚受胎不实，冲任不固，造成气血亏虚，源流不济以致滑胎。

调理方案：温补肾气。

悬灸选穴：命门，肾俞，腰阳关，关元，三阴交，太溪。

灸量掌握：以温补为主，灸量需循序渐进加大。将腰部、腹部、脚底灸至温热为佳。灸命门时能入睡为佳。

疗程掌握：一疗程十五次。前五次每天灸一次，以后一周灸两次，第二疗程可改为五至七天灸一次。第三疗程可一周灸一次。

4. 乳胀不孕型

常见症状：经前胸闷乳胀，情绪不欢，难以承受。中医认为，乳房属胃，乳头属肝，肝气郁结，易生气犯胃，因而经前常令胸腹闷胀不展，乳房胀痛。

调理方案：疏肝理气。

悬灸选穴：命门，乳中，乳根，关元，三阴交，大敦。灸乳根感胃部胀满较甚可改选中脘，有反复窜气现象可将大敦改为厉兑。

灸量掌握：以理气为主。每次灸完乳房应感到比较松软，如有胀痛感，应灸到排

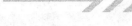

气止。

疗程掌握：一疗程十五次。前三次天天灸，以后三至五天灸一次。

注意事项：如呈头重脚轻状，乳房上选穴不宜超过两个，调理三次可复测经络能量指数。

5. 气聚气郁型

常见症状：气聚由肠胃气滞而成，气块壅塞肠道，胸胀而腹型高耸，按之有声，推至移动，腹痛不舒、胸闷、纳呆、头晕、失眠。

调理方案：理气祛邪。

悬灸选穴：命门，肺经能量值偏低选太渊、大肠经能量值较高时选商阳，关元，三阴交，厉兑，隐白。

灸量掌握：灸量中等，宜理气为主。灸至邪气外排，腹部松软、平坦。

疗程掌握：一疗程十五次。前五次每天灸一次，后十次三天灸一次。需调理两至三个疗程。

6. 妇炎阻塞型

常见原因：妇科炎症造成输卵管阻塞、卵巢囊肿及多种炎症疾病，包括盆腔炎、乳痕、子宫内膜异位等。

常见症状：月经来潮时伴有下腹疼痛、不适、腰酸、易疲劳。

调理方案：生殖调理。

悬灸选穴：命门，长强，关元，中极，子宫，三阴交。

灸量掌握：灸量宜大，排湿为主，可灸至有阴湿黏液外排。

疗程掌握：一疗程十五次，前五次每天灸一次，后十次一周灸两次。需调理三个疗程以上。

二十二、四类痤疮问题调理方案

1. 胃肠型痤疮

常见症状：胃胀、口臭、便秘，痤疮好发于口周，舌苔白腻或稍偏黄。

调理方案：胃肠调理。

悬灸选穴：命门，大肠俞，合谷，神阙，厉兑，隐白。

灸量掌握：以调为主，灸量不宜大。切忌灸至体内有燥热感。灸隐白穴时要灸至有刺痛感及冷风外排。

疗程掌握：一疗程十五次。前五次每天灸一次，后十次二至三天灸一次。

2. 下焦寒湿型痤疮

常见症状：少腹寒凉、四肢畏寒、腰酸、女性常伴妇科疾患，男性常伴前列腺疾患。

调理方案：补肾健脾祛湿。

悬灸选穴：命门，腰阳关，肾俞，关元，阴陵泉，隐白。

灸量掌握：以祛除湿气为主，灸量中等。灸长强和隐白时要有内湿外排。

疗程掌握：一疗程十五次。前五次每天灸一次。后十次每周灸两次，一疗程可明显改善痤疮。

3. 青春期型痤疮

常见症状：好发于全脸或后背，常伴便秘。

调理方案：清肺祛湿。

悬灸选穴：命门，大肠俞，合谷，冲阳，隐白，至阴。

灸量掌握：以清降浊为主，灸量中等，灸时应避免灸得体内有燥热感。

疗程掌握：一疗程十五次。前五次可天天灸，后十次可一周灸两次。一疗程基本可以改善降浊排便，缓解痤疮复发。

4. 便秘型痤疮

常见症状：痤疮好发于全脸，痘大易成脓包，顽固性便秘。

调理方案：清肠降浊。

悬灸选穴：命门，大肠俞，肺经能量低选太渊、大肠经能量低选合谷，外关，天枢，隐白。

灸量掌握：以调为主，灸量中等，体内不宜灸得太热。

疗程掌握：一疗程十五次。前五次可每天灸一次，后十次两至三天灸一次。一疗程基本可改善排便问题。要巩固调理效果需加强两至三个疗程。

二十三、两种咽部问题调理方案

1. 急性咽喉炎（肾寒肺热型）

常见症状：咽痛、喉干、吞咽困难，伴腰酸与大便干结，舌苔薄白。

调理方案：补肾调肺。

悬灸选穴：命门，腰阳关，大肠俞，少商，关元，厉兑。

灸量掌握：将腰部灸热，脚心有寒外溢。一旦有冷气排出，咽部疼痛基本就会消失。

疗程掌握：急性发作期连灸三至五天基本能缓解咽痛和吞咽困难。

2. 慢性咽喉炎（肺肾两虚型）

常见症状：咽部不适、干咳、无痰、怕冷、腰酸、舌苔薄白。

调理方案：调补肺肾。

悬灸选穴：命门，肾俞，太渊，天突，关元，涌泉。

灸量掌握：以补为主，将手心、脚心均要灸热。灸天突时咽部可有温热感，但不能有燥感。

疗程掌握：一疗程十五次。前五次每天灸一次，后十次五至七天灸一次。一疗程可明显改善症状。

二十四、三种下呼吸道问题的调理方案

1. 慢性支气管炎（脾肺两虚）

常见症状：长期咳嗽、咳白痰，怕冷，喜食热饮、热食，大便溏稀，舌苔薄白。

调理方案：调补脾肺。

悬灸选穴：命门，大肠俞，太渊，膻中，关元，太白。

灸量掌握：以补为主，灸至全身有温暖感。

疗程掌握：一疗程十五次。前五次每天灸一次，后十次五至七天灸一次。一疗程后咳嗽有明显改善。为巩固调理效果，可调理两至三个疗程。

注意事项：在冬至和三伏可加强灸。

2. 支气管哮喘（肺肾两虚）

常见症状：咳嗽伴喘、咳白痰、呼吸短促，腰酸，畏寒，胃纳差，体形消瘦，常好发湿疹，大便不成形，舌苔薄白腻。

调理方案1：脾胃调理。

悬灸选穴：命门，太渊，大肠俞，神阙，冲阳，隐白。

调理方案2：清肺纳气。

悬灸选穴：命门，腰阳关，太渊，膻中，关元，太溪。

灸量掌握：以补为主，灸至体内有温热感。

疗程掌握：第一疗程以调脾胃为主，前五次每天灸一次，后十次三至五天灸一次，改善胃纳差及大便不成形的状况。第二疗程加强对肺部的调理。

注意事项：在三伏可以加强灸。

3. 小儿支气管肺炎

常见症状：咳嗽、咳痰、胸痛伴发烧、胃纳差、大便时干时稀。

调理方案：清肺纳气。

悬灸选穴：命门，肺经能量值低选太渊、肺经能量值高选少商，神阙，厉兑。

灸量掌握：以调为主，灸量不宜太大，艾条不要超过一根。

疗程掌握：如为急性发作，灸三至五次即可缓解症状，促进恢复。如需后续加强调理，可按疗程系统进行。

二十五、四种肺部问题调理方案

1. 肺结节

常见症状：多数是由于体检时发现肺部有非正常结节。顾客平时常有背部发凉，偶然会出现便秘症状。

调理方案：补气散结。

悬灸选穴：命门，大肠俞，太渊，膻中，关元，阿是穴。

灸量掌握：以理气为主，上焦不宜灸得太热，艾条不要超过一根半。

疗程掌握：一疗程十五次。前五次可每天灸一次，后十次每五至七天灸一次。一疗程可改善背部发凉、便秘症状。调理两个疗程后建议复查。

2. 肺癌术后

常见症状：体质虚弱、畏寒、乏力、胃纳差，睡眠质量欠佳，气色灰暗。

调理方案1：脾胃调理。

悬灸选穴：命门，脾俞，膻中，关元，冲阳，涌泉。

调理方案2：补益心肺。

悬灸选穴：腰阳关，太渊或劳宫，关元，足三里，涌泉。

灸量掌握：灸量宜小，以温补为主。每次不要超过一根艾条。

疗程掌握：一疗程十五次。前三次可每天灸一次，后十二次五天灸一次。第一疗程以脾胃调理为主，第二疗程以调心肺为主。

注意事项：术后三个月后开始悬灸调理。

3. 肺纤维化

常见症状：体质虚弱、乏力，动则气喘，气色暗淡，易咳，无痰。

调理方案：清肺纳气。

悬灸选穴：命门，膻中和肺俞交替选用，太渊，关元，冲阳，涌泉。

灸量掌握：灸量中等，平补平泻。前五次将躯体灸至温暖即可，后几次需在胸前、脚底灸至有冷气外排。每次艾条不要超过一根半。

疗程掌握：一疗程十五次。前五次可每天灸一次，后十次每五天灸一次。可明显缓解乏力、气喘现象。如要维持调理效果，需长期调理。

4. 急性肺炎后调理

常见症状：体质虚弱，咳嗽，有痰，乏力，胃纳差，畏寒，腰酸。

调理方案：补益肺气。

悬灸选穴：命门，腰阳关，膻中，太渊，关元，涌泉。

灸量掌握：灸量中等，平补平泻，前五次将躯体灸至温暖即可，后需在灸太渊、涌泉等穴时有刺痛和湿外排。

疗程掌握：一疗程十五次。前三次可每天灸一次，后十次五至七天灸一次可促进体质快速恢复。

二十六、泌尿系统问题调理方案

1. 泌尿系统炎症

常见症状：泌尿系统的疾病多见于肾小球肾炎，腰酸乏力，小便异常，如蛋白尿、白细胞或红细胞增多，反复发作。

调理方案：肾部调理。

悬灸选穴：命门，肾俞，腰阳关，神阙，京骨，太溪。如睡眠不佳可将太溪改为涌泉。

灸量掌握：以平补平调为主，灸量不宜过大，每次把躯体灸至温暖，尤其是在灸命门时顾客能安然入睡为最佳，每次艾条不要超过一根半。

疗程掌握：一疗程十五次。前五次可每天灸一次，以后五至七天灸一次。如已进入多年慢性疾病状态中，应进行长期调理，逐步恢复，最终调理至正常。

2. 泌尿系统结石

常见症状：包括肾结石、尿道结石、膀胱结石，有腰痛、尿痛。尿道结石有放射性疼痛，肾结石伴有绞痛并常见有血尿。

调理方案：补益肾气。

悬灸选穴：命门，肾俞，腰阳关，太渊，关元，涌泉。

灸量掌握：以补气为主。通过补气以达到气化作用以消石。开始调理时，灸至躯体温热即可。待肾气补足后，可有刺痛、胀痛灸感出现。

疗程掌握：一疗程十五次。前五次每天灸一次，后十次可五至七天灸一次。一般两至三个疗程后结石都会有一定的变化，或小或消失。

3. 泌尿系统肿瘤

常见症状：恶性肿瘤——肾癌；良性肿瘤——肾囊肿、肾结节。腰部不适，无痛性血尿，也可无任何不适，体检时查出有肿瘤。

调理方案：补益肾气。

悬灸选穴：命门，肾俞，神阙，关元，京骨，太溪。

灸量掌握：以补气为主，灸量不宜过大，需循序渐进通过补气以达气化作用散结肿块。

疗程掌握：一疗程十五次。前五次可每天灸一次，后十次可五至七天灸一次。两至三个疗程后囊肿、结节可有很大改善。

4. 肾病综合证、尿毒症

常见症状：腰酸，畏寒，乏力，排尿困难，皮肤瘙痒，全身浮肿，胃纳差，营养不良，面色苍白，舌苔薄白，体胖。

调理方案：补脾调肾。

悬灸选穴：命门，肾俞，长强，关元，三阴交，涌泉。

灸量掌握：灸量宜小，逐步加大。以温补扶阳为主，灸至身体有温暖感。悬灸调理时能入眠为佳。每次艾条不要超过一根，尤其是在第一疗程内。

疗程掌握：一疗程十五次，前五次每天灸一次，后十次每三至五天灸一次。第一疗程以补气为主，待经络能量值有所上升后，再加强排毒调理。

二十七、少儿发育不良调理方案

常见症状：胃纳差，消化不良，身高生长缓慢。

调理方案1：脾胃调理。

悬灸选穴：命门，神阙，足三里，太白。

调理方案2：补肾养肝。

悬灸选穴：命门，大杼和神阙交替选用，悬钟，太冲。

灸量掌握：灸量宜小，以补为主。每次调理不超过一小时，每次艾条不超过一根。

疗程掌握：一疗程十至十五次。前三至五次每天灸一次，后七至十次可五至七天灸一次。第一疗程以调脾胃为主。第二疗程以补肾养肝为主。

注意事项：少儿选穴宜少不宜多，每次选穴不要超过四个。

二十八、少儿智力开发调理方案

常见症状：睡眠质量差，易多梦，情绪不稳定，好动，头部易出汗，好发脾气，学习注意力不集中。

悬灸选穴：命门，神阙，至阴，涌泉。

灸量掌握：灸量宜小。切忌灸得体内有热感和燥热感。但在灸至阴和涌泉时可出现脚趾、脚底发麻的感觉。灸时能使孩子安静入睡为佳。

疗程掌握：一疗程十五次。前三次可每天灸一次，后十二次可五至七天灸一次。悬灸前最好配合捏脊和小儿推拿法先将膀胱疏理一下，以帮助将体内能量平衡输布。

注意事项：悬灸调理期间务必嘱咐家长拒绝给孩子喝饮料，尤其不能吃冷饮、冰冻食物和寒凉蔬果，以免促使中下焦更寒，上焦之火无法下行引出。悬灸调理期间多观察孩子的睡眠状况，仔细观察多梦情况有无改善。

二十九、少儿视力不良调理方案

1. 肝肾两虚型

常见症状：视近清楚，视远模糊，眼前黑花渐生，头晕耳鸣、夜眠多梦，腰膝酸软。

调理方案：补肾养肝。

悬灸选穴：命门，神阙，太溪，大敦。

灸量掌握：以补为主，灸量不宜太大。每次调理不要超过一小时，每次艾条用量不超过一根。

疗程掌握：一疗程十五次。前五次每天灸一次，后十次五至七天灸一次。

注意事项：悬灸调理前先测一下视力。待一疗程调理后再测一下，作一下对比，以检验调理效果。为巩固调理效果最好能做两至三个疗程。

2. 脾胃虚弱型

常见症状：视近清楚，视远模糊，食少纳呆，面色苍白，心悸神疲，体型偏瘦，舌淡。

调理方案：脾胃调理。

悬灸选穴：命门，神阙，足三里，太白。

灸量掌握：灸量宜中等，灸得胃脘、四肢、脚底有暖意。

疗程掌握：一疗程十五次。前五次每天灸一次，后十次每五至七天灸一次。

注意事项：悬灸调理前先测一下视力。待一疗程调理后再测一下，作一下对比，以检验调理效果。为巩固调理效果最好能做两至三个疗程。

三十、少儿肠胃问题调理方案

1. 湿困脾胃型

常见症状：四肢沉重无力，面色雍浊，两眼分泌物较多，不思饮食，体型较胖，多有黏便，有拉不干净之感，舌苔白腻。

调理方案：健脾和胃。

悬灸选穴：命门，大肠俞，神阙，隐白。

灸量掌握：灸量中等，灸至有内湿外排、手心脚心有黏汗渗出。

疗程掌握：一疗程十五次，前五次每天灸一次，后十次五至七天灸一次。

注意事项：在调理时有内湿外排，但要注意一次不能排得太多，注意避免虚脱。

2. 脾肾两虚型

常见症状：周身怕冷，气色苍白，胃纳较差，体型虚胖，小便清长，舌苔薄白。

调理方案：补肾养脾。

悬灸选穴：命门，神阙，冲阳，太白。

灸量掌握：灸量中等，以平补为主，灸至躯体、中脘均有温暖感，灸至胃蠕动为佳。艾条一次不要超过一根。

疗程掌握：一疗程十五次。前五次可每天灸一次，后十次五至七天灸一次。一疗程可明显改善怕冷、胃纳差症状。

三十一、更年期综合征调理方案

1. 肾阴虚证型

常见症状：月经紊乱，月经周期缩短，量少或量多，或崩或漏，头晕，耳鸣，面颊阵发性烘热，出汗，腰膝酸痛，足跟疼，皮肤干燥，口干便结，尿少色黄，舌红少苔。

调理方案：补肾养肝。

悬灸选穴：命门，长强，关元，太冲，涌泉。

灸量掌握：灸量宜小，务必避免燥热感。艾条一次不要超过一根。

疗程掌握：一疗程十五次。前五次每天灸一次，后十次五至七天灸一次。

注意事项：穴位宜少不宜多。在前五次可暂不灸太冲，以免肝气上扰，影响睡眠质量。

2. 肾阳虚证型

常见症状：月经量多，精神萎靡，面色灰暗，腰背冷痛，小便清长，夜尿频数，面浮肢肿，舌苔薄白。

调理方案：补肾养脾。

悬灸选穴：命门，长强，关元，血海，三阴交，太溪。

灸量掌握：灸量中等，以补为主，尤其需将腰部灸至温暖，并在脚心有冷风外排。

疗程掌握：一疗程十五次。前五次每天灸一次，后十次三至五天灸一次。

3. 肾阴阳俱虚证型

常见症状：月经紊乱，失眠，头晕耳鸣，健忘，腰背冷痛，舌淡，苔薄。

调理方案：温补肾气。

悬灸选穴：命门，腰阳关，长强，关元，太溪，涌泉。

灸量掌握：灸量中等，将腰背部灸至温暖，能安然入睡。

疗程掌握：一疗程十五次。前五次每天灸一次，后十次五至七天灸一次。

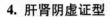

4. 肝肾阴虚证型

常见症状：头面潮红、烘热汗出、手足心热、咽干口燥，同时又伴有月经紊乱、失眠健忘、心烦易思、头晕耳鸣、四肢酸痛。

调理方案：肝肾调理，需要两至三个疗程调理。

第一疗程：先以失眠调理为主。

悬灸选穴：命门，长强，中冲，关元，涌泉。

灸量掌握：灸量宜小，逐渐加大。如果灸量过大，会导致夜间难眠反复加重。不要超过一根艾条。

疗程掌握：一疗程十五次。前五次可每天灸一次，后十次五至七天灸一次，一疗程睡眠可得到明显改善。

第二疗程：以补肾调肝为主。

悬灸选穴：命门，腰阳关，长强，关元，丘墟，大敦。

灸量掌握：灸量中等，灸至腰骶部温热，脚底有刺痛和发胀发麻的感觉。

疗程掌握：可一周灸一次，十五次为一疗程。潮红、烘热汗出可明显改善。

第三疗程：在调理肝肾的基础上加强调理耳鸣。引起耳鸣的原因有多种，可根据经络检测值选穴。

悬灸选穴：命门，百会，外关，关元，丘墟，涌泉。

灸量掌握：以调补、理气为主。灸量中等，灸至耳部有发胀、发痛感，灸至消失止。

疗程掌握：一疗程十五次。每五至七天灸一次，一疗程耳鸣声可明显减轻或消失。

三十二、预防老年性痴呆症及痴呆症的调理方案

1. 精气亏虚型

常见症状：表情呆滞，行动缓慢，记忆力明显减退，言语迟钝，说话颠倒，行为幼稚，喜独居，悲观失望，忽哭忽笑或头摇肢颤，头晕目花，听力减退，腰膝酸软，发落齿摇，气短无力。舌质暗淡，苔薄白。

调理方案：补肾调脾。

悬灸选穴：命门，百会，肾俞，血海，足三里，涌泉。

灸量掌握：灸量宜小，循序渐进，一次不超过一根艾条。

疗程掌握：需长期调理，可两至三天灸一次。

注意事项：切忌饥饿状态下悬灸。

2. 心脾两虚型

常见症状：神情呆滞，忧虑少欢，默默不语，面色白，体倦思卧，心悸气短，不欲饮

食，舌质淡，苔薄白。

调理方案：补心养脾。

悬灸选穴：命门，百会，劳宫，关元，三阴交，涌泉。

灸量掌握：灸量宜小，逐渐加大，一次不要超过一根艾条。

疗程掌握：需长期调理，可两至三天灸一次。

注意事项：切忌饥饿状态下悬灸。

3. 痰浊阻窍型

常见症状：精神抑郁，表情呆钝，静而少言或默默不语或喃喃独语，闭门独居，哭笑无常，不欲见人，头重如裹，不思纳谷，脘腹胀满，口多痰涎，面色白或苍白不泽，气短乏力，舌体胖，质淡，苔白腻。

调理方案：开窍醒脑。

悬灸选穴：命门，百会，劳宫，神阙，涌泉。

灸量掌握：灸量宜小，逐渐加大，一次不要超过一根艾条。

疗程掌握：需长期调理。一周灸两次，一疗程后可改调理方案为健脾化湿。

悬灸选穴：命门，百会，关元，阳陵泉，冲阳，隐白。

4. 气滞血瘀型

常见症状：神情淡漠，反应迟钝，寡言少语，健忘善怒，睡中易惊或妄思不寐、两目凝视。舌质紫黯，或见瘀斑瘀点，苔薄白。

调理方案：理气化瘀。

悬灸选穴：命门，百会，关元，太冲，大敦，有窜气状况选厉兑、无窜气状况选冲阳。

灸量掌握：灸量中等，灸至入睡为佳。艾条不要超过一根。

疗程掌握：需长期调理，两至三天灸一次。

三十三、中风后康复调理方案

1. 风痰瘀阻型

常见症状：口眼㖞斜，舌强语謇或失语，半身不遂，肢体麻木，苔滑腻，舌暗紫。

调理方案：行气通络。

悬灸选穴：命门，大椎，关元，太冲，阿是穴，涌泉。

灸量掌握：灸量宜中等，每次艾条不能超过两根。

疗程掌握：需长期调理，两至三天灸一次。

2. 气虚络瘀型

常见症状：肢体偏枯不用，肢软无力，面色萎黄，舌质淡紫或有瘀斑，苔薄白。

调理方案：益气养血，化瘀通络。

悬灸选穴：命门，百会，膻中，劳宫，血海，涌泉。

灸量掌握：灸量宜中等，每次艾条不能超过一根。

疗程掌握：需长期调理，一至三天灸一次。

3. 肝肾亏虚型

常见症状：半身不遂、患肢僵硬、拘挛变形、舌语不强，或偏瘫、肢体肌肉萎缩，舌红或舌淡红。

调理方案：补肾养肝。

悬灸选穴：命门，肾俞，肝俞，关元，足三里，太冲。必要时在拘挛变形处加灸阿是穴。

灸量掌握：以补为主，尽量将躯体灸得温热。

疗程掌握：需长期调理，两至三天灸一次。

三十四、头痛血瘀体质调理方案

常见症状：头痛经久不愈，痛处固定不移，痛如锥刺，或有头部外伤史。舌质紫，苔薄白，脉细或细涩。

调理方案：行气化瘀。

悬灸选穴：命门，百会，风池，关元，丘墟，厉兑。如果理气效果不佳，可将厉兑换大敦。

灸量掌握：灸量中等，灸风池与大敦或厉兑时均要有邪气外排。灸后头部会有轻松感。每次不要超过两根艾条。

疗程掌握：一疗程十五次，前五次需每天灸一次，在调理过程中头痛会有反复发作，但不管疼痛多么加剧、难受，都要坚持，否则调理效果会受到很大影响。五次以后，三至五天灸一次。一疗程后症状会有很大改善。

三十五、焦虑气郁体质调理方案

常见症状：精神抑郁，情绪不宁，胸胁胀满疼痛，女性常有乳房胀痛，大多数患有忧愁、焦虑、悲哀、恐惧等情志内伤的病史，脉弦。病情的反复常与情志因素密切有关。

调理方案：理气化郁。

悬灸选穴：命门，筋缩，太渊，关元，冲阳，大敦。

灸量掌握：灸量宜小，灸至能排气效果为佳。前五次艾条尽量不要超过一根。

疗程掌握：一疗程十五次。前五次每天灸一次，后十次三天灸一次。

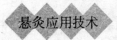

注意事项：悬灸时悬灸师尽量少说话，以免影响气机顺畅而使调理效果不佳。

三十六、便秘气虚体质调理方案

常见症状：面色苍白，神疲气怯，虽有便意，临厕努挣乏力，或汗出短气，大便难以解出，但大便并不干结，舌淡嫩，脉虚。

调理方案：补肺调脾。

悬灸选穴：命门，大肠俞，太渊，合谷，关元，隐白。

灸量掌握：以补为主，灸至大肠有蠕动，排气为佳。

疗程掌握：一疗程十五次。前五次每天灸一次，后十次五至七天灸一次。

三十七、畏寒阳虚体质调理方案

常见症状：平素怕寒喜暖，手足不温，口不渴，喜热饮食，饮食生冷则易腹痛腹泻或胃脘冷痛，腰膝冷痛，小便清长，大便溏薄，舌体胖嫩，舌苔白滑。

调理方案：温阳补气。

悬灸选穴：命门，腰阳关，中脘，关元，冲阳，涌泉。

灸量掌握：以补为主，将中脘及腰骶部、脚底均灸至温热，入眠为佳。

疗程掌握：一疗程十五次。前五次每天灸一次，后十次三至五天灸一次。一疗程后可明显改善畏寒状态。第二疗程则以排寒为主。

三十八、肥胖痰湿体质调理方案

常见症状：形体肥胖，头重身困，胸脘痞闷，精神疲惫，食后欲睡，食少便溏，口黏不爽，脉濡缓，舌苔白腻。

调理方案：健脾化湿。

悬灸选穴：命门，脾俞，中脘，关元，阴陵泉，隐白。

灸量掌握：平补平泻，灸至黏液外排。

疗程掌握：一疗程十五次。前五次每天灸一次，后十次两至三天灸一次。一疗程后可明显改善头重身困、胸闷、食少便溏的症状。如要肥胖体型得到很大改善，需灸两至三个疗程。每完成一疗程，都需重新检测经络，根据经络能量指数的变化辨证选穴。

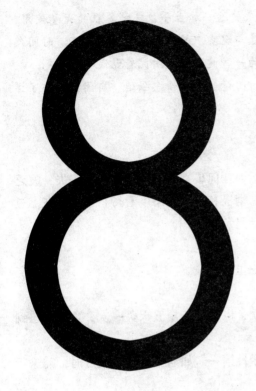

第 8 章

悬灸调理心理亚健康方案

引导语

　　现代的生活方式导致人与人之间心的距离越来越远。加上手机、计算机的大量使用，使许多人喜欢在无声世界里与陌生人沟通，而不愿与现实中的身边人用语言交流。时间久了会产生许多心理问题，故心理亚健康也逐步成为一种健康问题困扰着现代人的心灵。

　　本章对常见的几种心理亚健康，如心理忧郁、心情多虑、情志强迫、自闭症等作了详细分析，并细化制定了悬灸调理方案。

一、心理忧郁调理方案

　　常见症状：丧失对生活、工作的热忱和乐趣，对任何事都兴趣索然。精力丧失，疲乏无力，力不从心。过分贬低自己的能力，以批判、消极和否定的态度看待自己的现在、过去和将来。内心十分痛苦、悲观、绝望，感到生活是负担。

　　调理方案：理气解郁。

　　悬灸选穴：命门，腰阳关，膻中，中脘，足三里，大敦。

　　灸量掌握：灸量宜小，避免因量大导致失眠。

　　疗程掌握：需长期调理。前五次可每天灸一次，以后可三至五天灸一次，灸后会感到身心轻松，并能使心情逐步增加愉悦感。

　　注意事项：调理时应注意语音轻柔，避免刺激性语言。如遇到情绪有反复时，需进行心理疏导。

二、心情多虑调理方案

　　常见症状：神经过敏、多疑。多发生在青春期、老年期。经常心神不宁，总是怀疑别人。

　　调理方案：健脾养心。

　　悬灸选穴：命门，腰阳关，中脘，关元，冲阳，隐白。

　　灸量掌握：需长期调理。前五次可每天灸一次，以后两至三天灸一次。第一疗程可从调脾胃入手，待多思多虑情况好转后，再以肝胆调理为主。

　　疗程掌握：灸量宜小，逐步加大，灸以安静入睡为佳。

　　注意事项：在调理时需以极其耐心的语言进行心理沟通，并注意进行正面引导。

三、情志强迫调理方案

　　常见症状：强迫行为往往是为了减轻强迫思维产生的焦虑而不得不采取的行动，患者明知是不合理的，但不得不做。例如，患者有怀疑门窗是否关紧的想法，相应的就会去反复检查门窗确保安全；碰到脏东西怕得病的患者就会反复洗手以保持干净。又如，洗手时一定要从指尖开始洗，连续不断洗到手腕，如果顺序反了或是中间被打断了就要重新开始洗，为此常耗费大量时间，痛苦不堪。

调理方案：补肾调心

悬灸选穴：命门，肾俞，中冲，关元，至阴，太溪。

灸量掌握：灸量中等，灸至躯体舒缓，安静入睡为佳。

疗程掌握：一疗程十五次。前五次每天灸一次，后十次三至五天灸一次。

四、自闭症调理方案

常见症状：缺乏与他人的交流及交流技巧，语言发育落后或倒退，重复刻板行为，智力异常等。

调理方案：补气温阳。

悬灸选穴：命门，腰阳关，百会，膻中，关元，涌泉。

灸量掌握：灸量中等，灸至身心舒缓，安静入眠为佳。

疗程掌握：一疗程十五次。前五次每天灸一次，后十次可三至五天灸一次。第一疗程可改善顾客不愿与人交谈的状况。需长期调理，逐渐建立与人沟通的习惯。

注意事项：调理时需用安抚、温柔的语言引导顾客进行交流，悉心找到顾客感兴趣的话题进行启发式的交流，以提高顾客的交流技巧。